La huella de Mikel

Historia de un duelo perinatal

ʊ

© Leire Ordax García, 2016

Depósito Legal: AB-227-2016
I.S.B.N.: 978-84-16607-90-7
Impreso en España

1UNO
EDITORIAL
unoeditorial.com
info@unoeditorial.com

La huella de Mikel

Historia de un duelo perinatal

Leire Ordax García

ʊ

A ti, mi angelito,
que te llevaste un trocito de mi corazón,
te querré siempre,
gracias por existir.

PRÓLOGO

QUIZÁS SI ESTÁS LEYENDO ESTE LIBRO sea porque te interesa el tema del duelo perinatal, porque has pasado o estás pasando por una situación similar o conoces a alguien que esté en tal circunstancia, o simplemente porque te interesa mi historia. A todos vosotros, gracias por confiar en mí, en la historia que un día vivimos Ander —mi marido— y yo.

Duelo proviene de la palabra *dolor*, y *perinatal* se refiere al período que precede o sucede justo después del nacimiento.

El duelo perinatal no es algo de lo que la gente entienda mucho, estamos preparados para recibir buenas noticias pero no sabemos cómo actuar en ciertas ocasiones cuando sucede algo trágico en esta etapa de la vida, y más aún si es inesperado.

Según las escalas de estrés, la muerte del cónyuge o de un familiar cercano se sitúa dentro de los primeros puestos; sin embargo, cuando se trata de la pérdida de un hijo que no llega a nacer vivo socialmente se tiene una percepción mucho más suave del acontecimiento. Cierto es que no se ha compartido vida extrauterina con ese bebé, pero los vínculos madre-hijo y, en menor medida, padre-hijo son muy intensos. Se debe hacer un duelo por el hijo perdido, por la vida que se va con él, por los planes, por la felicidad y las esperanzas rotas, por una readaptación a lo que está sucediendo en ese momento y por la vida que se entablará a continuación.

Es un duelo desautorizado, sin embargo no se debe infravalorar, hay que dejar a los padres que lo hagan correctamente, ya que de ello dependerá cómo afrontarán el siguiente embarazo, si lo hay, y la vida misma.

Es habitual que las personas cercanas que rodean a la pareja que ha sufrido la pérdida de su hijo no sepan cómo actuar, qué hacer ni cómo ayudarlos.

La pareja, por su parte, tiene que lidiar con la experiencia que está viviendo y con su desconsuelo. Además, tienen que orientar a los de su alrededor acerca de lo que necesitan, ya que estos les quieren apoyar, aunque no siempre acertadamente.

Este libro no es más que el reflejo de una historia real contada en primera persona con la intención de poder ayudar a entender tal situación a todas aquellas personas que tengan contacto con una fase así.

La pérdida de un bebé es una experiencia que deja huella para toda la vida, marca un antes y un después en la vida de la pareja. Nada es igual a partir de entonces, pero de la actitud que se adopte dependerá la vida que se experimente a partir de ese momento.

ÍNDICE

YO, LA MAMÁ

LOS OJOS SE ME VUELVEN A EMPAPAR DE LÁGRIMAS. Vuelvo a suspirar. Estoy sentada en el silloncito de la esquina del control mientras oigo cómo un bebé más llora al llegar al mundo. Este pequeño rincón se ha convertido en mi refugio durante los malos ratos que paso en el trabajo últimamente. No puedo creer que no estés aquí, Mikel, te echo de menos. Miles de sensaciones y emociones me invaden y me recuerdan, una vez más, que nunca te tendré entre mis brazos. Hace muy poco estabas dentro de mí...

Me llamo Leire y esta es mi historia.

Nací en una ciudad relativamente pequeña en 1983, en el mismo paritorio donde hoy en día ejerzo como matrona. Soy una persona francamente normal, tengo una hermana pequeña y un hermano mayor con los que he disfrutado mucho en mi vida. Mi familia es como la de cualquiera, con sus más y sus menos, nada destacable que la haga fuera de lo normal.

Los que me conocen dicen que soy una persona extrovertida, pero retraída en ocasiones, alegre, risueña y optimista. Me gusta lograr los objetivos que me propongo en la vida, no suelo rendirme fácilmente, así que soy un poco obstinada y con genio a veces también, pero ello me ha ayudado a luchar por lo que quería en la vida. Lucho por lo que creo hasta el final. También me considero bastante cariñosa y emotiva, cosa que supongo que me lleva a ser bastante familiar y entregada a las personas que realmente me importan. Desde pequeñita me ha gustado hacer deporte, manualidades y mis experimentos en la cocina.

Siempre he vivido en la misma ciudad donde nací, fui al colegio y estudié la carrera de enfermería con la idea de algún día poder ser matrona. Durante la carrera conocí a mi marido.

Tras diplomarme, con mucho esfuerzo y el apoyo de mi familia, logré una plaza para poder estudiar la especialidad de enfermera obstétrico-ginecológica (matrona) dos años más.

No recuerdo cuándo decidí que quería casarme y tener hijos. Supongo que como todas las niñas, crecí jugando a "papás y mamás" y a "las bodas" con los compañeros de clase. También pasé muchas horas de mi infancia metida en un gimnasio, ya que hasta los trece años practiqué gimnasia rítmica de competición. Este dato no tendría mucha importancia si no añadiera que allí me enseñaron disciplina y a ser fuerte, a tener afán de superación, a no tirar la toalla y resistir, a aguantar..., cosas que jamás pensé que muchos años después me servirían de tanto.

Lo de casarme fue mejor de lo que siempre imaginé. Lo hice con un hombre con el que tengo una conexión tan pura, fuerte y sincera que juntos podemos con todo lo que se nos ponga por delante. Pero la segunda parte, la de ser madre, no resultó exactamente como siempre había soñado...

Ander y yo hemos sido siempre muy felices en nuestra relación, nos compenetramos a las mil maravillas y jamás hemos tenido grandes discusiones. Somos cómplices el uno del otro continuamente, sabemos lo que piensa y necesita el otro en todo momento y siempre lo compartimos todo. Tras nueve años de relación celebramos una boda íntima con la familia y las amistades más cercanas, fue muy divertida y especial porque involucramos a todos los invitados.

Tras la boda, a los tres meses vino el embarazo, la noticia nos colmó de felicidad, queríamos ser padres y ya estábamos en camino. Poco antes de la boda me diagnosticaron un hipotiroidismo para el cual me pusieron tratamiento sabiendo que queríamos un bebé en breve.

Fueron nueve meses de embarazo que disfrutamos a tope, retratábamos cada momento que vivíamos mediante fotografías. No queríamos olvidar esa etapa de nuestra vida nunca, deseábamos recordarla siempre y enseñársela al retoño que estaba por llegar. ¡Hasta nos hicimos un reportaje fotográfico a las treinta y cuatro semanas de embarazo! Como yo trabajaba en el hospital, veíamos al peque crecer a través de ecografías y nos encantaba poder compartirlas con los que nos rodeaban.

Como padres primerizos, cada preparativo para la llegada del bebé lo hicimos con mucho, muchísimo, mimo e ilusión. Le preparamos la habitación, la amueblamos, lavamos y recogimos su ropita...

Así fueron pasando los meses hasta que algo terrible sucedió...

2 DE JUNIO DE 2013

El 2 DE JUNIO DE 2013 SUPUSO UN GIRO RADICAL en nuestras vidas. Yo estaba embarazada de treinta y ocho semanas y tres días. La mañana del 1 de junio, según desayunábamos, Mikel, que así es como se llamaba nuestro hijo, se puso a dar patadas tal y como hacía para saludarnos todas las mañanas. Esa fue la última vez que lo sentí, la última vez que le dimos los buenos días. La felicidad, los planes de vida, las ilusiones... estaban a punto de escapársenos de entre los dedos, y nosotros sin ser conscientes de ello.

Esa mañana fuimos con mi hermana de compras, comimos en casa de mis padres y mi hermana le regaló a Mikel un donut de chocolate, sabía que le encantaban y se volvía "loco" con el chocolate, así que me lo guardé y lo disfruté como postre después de comer. Pero esa vez no ocurrió lo que debía suceder. No se movió. Mikel, nuestro pequeño, nuestro bebé, lo que más queríamos en esta vida, y sin conocerle, ya no estaba entre nosotros...

Serían las cinco de la tarde aproximadamente cuando empecé a preocuparme, pero no quise meterle miedo también a mi marido, ya que pensé que sería una paranoia mía, lo de ser matrona y ver casos de todo tipo lo llevas contigo a todas partes, así que decidí intentar prestar atención a la conversación que mantenía mi familia y no darle más vueltas.

Una hora más tarde, Mikel seguía sin moverse, algo realmente llamativo cuando lo normal era que se moviera a todas horas. Decidí empujarle un piececito que siempre me incomodaba debajo de las costillas para ver si me respondía como solía hacer, pero nada, así que se lo comenté a Ander y nos fuimos para nuestra casa. Al llegar decidí comer un par de onzas de chocolate para animarle a que se meneara y escucharle con el monitor fetal que tenía en casa. No logramos coger su latido, nos empezamos a preocupar mucho y nos fuimos hacia el hospital. De camino llamé a Maite, una gran compañera de trabajo y amiga que iba a estar con nosotros en el parto, ella iba a ser quien recibiera a Mikel al nacer. Por casualidad se encontraba allí mismo, en el hospital, por lo que fue ella quien nos acompañó al servicio de partos, mi lugar de trabajo, con la esperanza de ver el latido de Mikel en la pantalla del ecógrafo. Tras pasarnos a una sala de dilatación para intentar escuchar el pulso llamaron al ginecólogo de guardia para buscar el latido por ecografía... Jamás olvidaré esa imagen otras veces vista en diferentes mujeres, la tengo grabada a fuego en mi mente: el ginecólogo de guardia y la residente de ginecología a mi derecha, Maite a los pies de la cama y Ander a mi izquierda apretándome la mano con todas sus fuerzas como si así pudiéramos liberar el pánico que sentíamos. El ecógrafo tardó en encenderse, esos segundos fueron eternos, y tras ponerme la sonda en la tripa allí estaba, su corazoncito quieto, parado, sin latir... De repente fue como si estuviera viviendo un sueño, no me lo podía creer, tenía que ser mentira, no podía ser una terrible pesadilla real, nuestro bebé no podía estar muerto, teníamos aún tantas cosas que vivir juntos, teníamos tantos planes pensados con él, su cuna, su carrito, su ropita y sus muñecos lo estaban esperando en casa desde hacía semanas, habían sido nueve meses de espera, de preparativos, estábamos ansiosos por conocerle y poder reír y llorar juntos, por jugar y enseñarle poco a poco todas las pequeñas cosas de la vida, por ayudarle a crecer... ¡Estábamos tan ilusionados con su llegada...! ¡Teníamos tantas ganas de vivir nuestra paternidad...!

Rompimos a llorar juntos, estábamos desconsolados. En ese momento, el ginecólogo me ofreció comenzar la inducción del parto, pero yo necesitaba centrarme y estar a solas con mi marido para poder asimilar la terrible noticia que nos acababan de dar. Se dieron cuenta, con lo que uno a uno salieron de la habitación. Ander y yo llevábamos tanto tiempo preparando el parto... Yo hacía rigurosamente mis ejercicios de embarazada todos los días, movilizaba mi pelvis con mi pelota de pilates, él me hacía masaje perineal, había ensayado mis respiraciones, y tantas cosas más. Los dos siempre habíamos tenido claro que queríamos un parto lo más íntimo posible, no queríamos que por yo ser "de la casa" empezaran a desfilar todos los compañeros del servicio, queríamos vivirlo juntos, un parto natural, queríamos que el nacimiento de nuestro hijo fuera lo más especial posible.

Entró Maite, no sabíamos cuánto tiempo había transcurrido, y nos preguntó qué habíamos decidido. Yo le contesté que no quería que nadie entrara en la habitación, que queríamos terminar cuanto antes.

Llevaba desde las veinte semanas de gestación con contracciones, eran diarias y continuas, pero las ecografías decían que no eran efectivas de momento. El cuello del útero estaba cerrado y largo, como debía estar. A las veintiocho semanas cogí la baja porque durante la jornada laboral se volvían más frecuentes, y no quería arriesgarme a perder a mi bebé. A las treinta y dos semanas el cuello ya empezaba a acortarse, y a las treinta y ocho, cuando me exploró Maite, tenía dos centímetros de dilatación y el cuello casi borrado. Muy buenas condiciones para un parto.

Serían las 20.30 horas cuando me canalizó la vía y comenzamos la inducción con oxitocina. Yo le comenté a mi compañera que ella ya sabía el parto que yo siempre había querido, pero que en ese momento estaba perdida y necesitaba que me guiase, que me enseñara el camino que debía seguir. Pero al poco rato reflexioné y llegué a la conclusión de que nunca me perdonaría el no darle a Mikel el parto que le había prometido. Quería sentir nacer a nuestro hijo y yo era la única persona en el mundo que podía hacer eso por él. No quería analgesia epidural, quería sentirlo salir de mí. Quería vivirlo tal y como se merecía y como tantas veces se lo había explicado. Así me había preparado concienzudamente para el parto y así era como quería que fuera. Todo el personal respetó nuestra decisión.

Llegó el momento de avisar a la familia, algo que, por lo general, siempre les toca a las parejas. Ander sacó fuerzas de donde pudo y dio la noticia a sus padres y a los míos. Ellos avisarían a mis hermanos. Me parece una tarea muy difícil de cumplir tras saber la noticia de que tu hijo no está vivo, por eso admiro la valentía que tuvo al descolgar el teléfono. Veía su tristeza y su sentimiento de incredulidad en su cara. Me dolía mucho verle así. A la media hora, nuestra familia se encontraba esperando noticias fuera del servicio de partos, rota y desconsolada.

Fueron poco más de cuatro horas de parto, cuatro horas intensas, las más duras de toda nuestra vida, pero a la vez las más especiales. Agradecimos que ese día no hubiera más partos aparte del nuestro, solo estábamos nosotros. Como profesional siempre me había parecido durísimo que las parejas que estaban de parto en una situación así tuvieran que estar oyendo los llantos y los lloros de otros bebés, y como pareja que estábamos en esa situación experimenté un gran alivio. Una amiga matrona, Lorena, vino a recibir a Mikel junto con Maite así lo habíamos acordado, ella sería la encargada de atender al pequeñín. Otra compañera ya jubilada no dudó en venir a darnos todo el ánimo posible en cuanto se enteró de la noticia, habíamos compartido muchos turnos juntas sus últimos meses como profesional y la diferencia de años entre las dos siempre hizo que me protegiera como a una hija.

Tenemos un recuerdo maravilloso del parto, la familia entró a saludarnos cuando yo aún no tenía las contracciones más intensas, y se quedaron más tranquilos al vernos y poder besarnos, abrazarnos y ver que estábamos más unidos que nunca. Pudimos tener el parto más bonito que jamás habríamos imaginado. Había una energía especial, a pesar de lo que estaba sucediendo se respiraba paz. Tuve total libertad de movimientos y Ander me estuvo animando en todo momento; estuve sentada, levantada, de pie, en cuadrupedia, hasta que finalmente comencé a empujar tumbada de lado. Él no paraba de decirme que lo estaba haciendo genial, me cogía de la mano, me abanicaba, me apoyó en todo. Y allí, en la intimidad, en la misma cama donde horas antes nos dieron la terrible noticia, recibimos con el mayor amor del mundo a nuestro retoño. Sentí que me moría mientras salía, porque a pesar del dolor físico, lo que más me dolía era el alma, sentía que con él se iba una parte de mí, de mi corazón. Mi cuerpo, que le había dejado vivir unido a mí treinta y ocho semanas y tres días, era el que nos ayudaba en ese camino.

Estábamos viviendo el momento más especial e importante como pareja jamás experimentado. Compartir el nacimiento de un hijo con tu pareja es lo más bonito que hay, pero en nuestro caso también el más amargo. El 2 de junio, a las 0.40 horas, llegó el final del parto. Poder recibirlo entre mis brazos nada más nacer era lo que más había deseado, pero Mikel no lloró, no se movió, no respiró... Estaba con sus ojitos cerrados como si estuviera sumido en sueños, precioso, había sido todo tan rápido que estaba perfecto, era un niño muy rubio, con poco pelo, como a mí me habían gustado siempre los bebés, y chiquitín, con unos mofletes gorditos y unos morretes..., tenía mi nariz, mis orejas, mis labios, el dedo montado del pie de Ander, sus piernas... Era nuestro bebé y ahora nuestro ángel. Derrochaba paz.

Ander le cortó el cordón y fue a pesarlo con una compañera mientras a mí me terminaban de preparar para recibir a la familia. Quisimos hacerle una despedida familiar, especial, era nuestro hijo y se lo merecía. Pasó la familia y todos lo cogieron, le besaron, le acariciaron... Pero lo más destacable fue el sentimiento que todos tuvieron al cogerlo, la paz que transmitía, la tranquilidad que se respiraba... En esa habitación, el amor lo inundaba todo.

Decidimos no olvidarlo nunca, le cogimos las huellas de los piececitos en un álbum precioso que habíamos estado preparando y que mi prima nos había regalado porque creía que sería un buen detalle para cuando fuera mayor. Mi marido decidió cogerle un mechoncito del pelo y, como yo tenía miedo de olvidar su carita, nos sacamos fotos con él. No quería que el tiempo me difuminara el recuerdo de su rostro.

Así estuvimos en familia, no sabría decir cuánto, estaba perdida en el tiempo, quizás fue media hora o quizás fue hora y media. Cuando todos se marcharon, Ander y yo quisimos estar a solas con él, observándolo, hablándole, sintiéndolo. Sus 2,560 kilogramos reposaban sobre mí tapados con una toallita, era un bebé maravilloso, me sentía la mujer más feliz por haberle dado todo lo que tuvimos y por haberle dado el mejor nacimiento que pudimos, pero, a la vez, el desconsuelo, como si de un manto negro se tratara, se echaba sobre mí, me asfixiaba, me sentía vacía, tan triste que me dolía respirar. Permanecimos abrazados a él quizás una hora, hasta que Ander me convenció para llamar a mis compañeras para que se lo llevaran, decía que quería recordarle precioso, y su piel comenzaba a cambiar de color y de aspecto. Habría permanecido abrazada a él toda mi vida, para siempre, había vivido tanto con él que el hecho de que se lo llevaran y no volver a verle jamás me suponía un dolor incapaz de soportar. Su tacto puedo recordarlo como si lo tocara en este instante; a lo largo de mi vida profesional he cogido a muchos recién nacidos, pero Mikel me pareció el bebé más suave jamás acariciado. Pobrecito, parecía tan vulnerable, tan delicado...

Vino una auxiliar a la que aprecio mucho, lo cogió y se lo llevó. Recuerdo cómo cruzó la puerta con él en brazos y que en cuanto cerró la puerta la desolación se apoderó de mí. Ander y yo nos fundimos en un profundo abrazo con el que nos lo decíamos todo sin tener que articular palabra. No podía dejar de llorar.

Me trajeron la carbegolina, medicamento para evitar la producción de la leche. Seguramente fue un detalle que los demás no percibieron, ya que es una simple pastilla, pero en ese momento sentí que cortaba con todo, mis pechos no producirían leche para mi bebé porque nunca le daría de mamar, porque nuestro hijo no vivía, y me di cuenta de que a partir de ese momento comenzaba otra vida diferente de la que debía vivir, o mejor dicho, de la que había pensado vivir.

Tras terminar el suero con oxitocina me tomé un lorazepam con la idea de poder descansar algo. No logré apenas cerrar los ojos. Mi marido tampoco. Solo revivía lo sucedido, me encontraba en una cama del paritorio donde todo habría tenido que ser diferente. Estaba vacía, sin tripa y sin Mikel. Me pareció estar inmersa en una pesadilla de la que debía despertar.

DE VUELTA A CASA

COMO DECIDÍ NO INGRESAR, no me trasladaron a planta, así que la noche la pasamos en el mismo sitio donde habíamos recibido a nuestro pequeñín. A la mañana siguiente, en cuanto llegó el turno de mañana, avisamos de que nos queríamos ir. Queríamos irnos a casa lo más pronto posible, Maite vendría a casa a vernos y a hacerme una revisión a lo largo del día.

Para poder volver a nuestra casa debía orinar, era consciente de ello y lo intenté, no lo logré, me di una ducha, tampoco, así que le pedí por favor a una compañera que me sondara, queríamos desaparecer de allí lo antes posible. Así fue, a las diez de la mañana salíamos los dos por la puerta. DOS, por esa puerta debían salir tres, no dos... La segunda situación de dolor ajena a los demás acababa de suceder, seguramente a nadie le dio por pensar que eso duele. Hay tantas cosas que pasan inadvertidas a los ojos de los demás pero que a ti te están machacando por dentro...

Necesitaba tomar el aire, por lo que decidimos ir a casa andando, vivimos a un corto paseo. Nada más entrar en casa, de nuevo un dolor infinito, tanto que el sentimiento de morir de nuevo nos invadió. Al fondo del pasillo, la habitación de Mikel con la puerta entreabierta, aún estaba esperándole, llena de sus cositas, su cuna debía recibirle entonces, su carro, sus muñecos, su ropita... Todo estaba a punto para su llegada, listo para disfrutarlo con él, preparado con el mayor cariño, ilusión y esperanza que pueden tener unos padres.

Nos tumbamos en la cama para intentar descansar, esta vez en soledad, para estar los dos solos juntos en nuestra casa y hablar sin decir una sola palabra. Necesitábamos estar acompañados el uno con el otro y nadie más. Pero al rato nos tocó hacer frente a otro terrible momento que unos padres pueden vivir con su hijo. Hablar con la funeraria. La pesadilla me atormentaba, no hacía ni doce horas que había nacido, aún nos parecía mentira, ni entre nosotros habíamos hablado de todo lo sucedido, cuando nos vimos dando explicaciones a un desconocido. Un hombre muy educado vino a casa para decirnos que nos había estado buscado en el hospital. Empezó a hacernos un montón de preguntas que no recuerdo bien, lo que más recuerdo, porque fue lo que más me dolió, fue cuando nos preguntó si queríamos incinerarlo o enterrarlo. No me lo podía creer. Veinticuatro horas atrás estábamos dándole los buenos días y sintiendo sus paladitas y en ese momento estábamos hablando de incinerarlo. Allí, sentada en la misma silla donde pocas horas antes hablaba con él. ¡Cómo te puede cambiar la vida en un segundo delante de tus ojos y no poder hacer nada al respecto! Decidimos incinerarlo a puerta cerrada. Nos habló del dinero, de lo que costaba la incineración, de si teníamos un seguro que nos cubriera los gastos. Entonces caí en que mis padres tenían asegurados a los hijos desde siempre con una compañía de seguros de vida. La "buena" noticia fue que no tuvimos que hacer papeleo, el hombre tan solo me pidió el número de póliza y él se encargó de todo lo demás. No tendríamos que pagar nada. Me sentí aliviada al poder hacer las gestiones de la funeraria más fáciles. Entonces agradecí que mis padres no me hubieran escuchado cuando les decía que me borraran del seguro porque no le veía la utilidad. Estábamos todos asegurados porque mi abuela así lo hizo con sus hijos. Mikel fue quien "estrenó" el seguro. ¡Quién iba a imaginar tal cosa! La vida no debería ser así...

Al día siguiente, nuestros padres nos acompañaron a la funeraria para recoger las cenizas. ¡Menos mal que vinieron! Su apoyo moral fue importantísimo en ese momento. Yo seguía como abstraída, como si fuera otra persona la que estuviera pasando por aquello, no yo. Allí estábamos otra vez, donde tres meses atrás habíamos despedido al abuelo de Ander. ¡Quién iba a pensar que volveríamos a entrar por esa puerta tan pronto y por nuestro chiquitín! El dolor fue inmenso cuando nos dieron el botecito, que apenas abultaba poco más que un bote de crema de manos. Cuarenta y ocho horas antes lo sentía patalear en la tripa y ahora tenía sus cenizas entre mis manos con una etiqueta en la que lo llamaban *criatura*. ¡Criatura!, me llegó al alma, él era Mikel, *criatura* me sonaba a algo frío y desconocido, no podía ver eso, así que Ander se encargó de cambiar la etiqueta por su nombre con sus apellidos. Al menos tendría su nombre, ya que en ningún sitio nos dejaban reconocerlo...

Sus cenizas permanecieron en su habitación durante unos meses, no veíamos razón para no poder tenerlas ahí; además, el resto de la casa estaba un poco desordenada porque decidimos cambiar el salón tras su nacimiento para mantener la mente ocupada. No teníamos la necesidad de soltarlas por el momento, tampoco nos encontrábamos incómodos con ellas en casa. No pensábamos en ello, si algún día nos apeteciera o sintiéramos esa necesidad las soltaríamos en algún lugar especial para nosotros. Era muy duro ver el pequeño tarro con las cenizas de su minúsculo cuerpecito, el de nuestro hijo, de nuestro bebé, pero supongo que esto también nos ayudó a digerir la realidad.

Mikel había vivido dentro de mí treinta y ocho semanas y tres días, lo cual quería decir que era un niño a término, ya que a partir de la semana treinta y siete así se considera y se puede finalizar el embarazo en cualquier momento. Sin embargo, al no haber nacido vivo, no teníamos derecho a registrarlo civilmente, nuestro libro de familia permanecería en blanco hasta el nacimiento de nuestro segundo hijo. Fue algo que aceptamos sin rechistar, pero Mikel había sido tan importante en nuestra vida... Había sido nuestro primer hijo, y como padres disfrutamos los nueve meses de embarazo junto a él, los cuales se quedaban en la nada, literalmente, pues no había ningún tipo de registro para estos bebés. Nos acababan de dar otro palazo.

A la propia situación que estábamos viviendo se le juntó algo más. Donde vivimos hizo una primavera de muy mal tiempo, intentamos apurar la sesión que nos hicimos con el fotógrafo a las treinta y cuatro semanas hasta el final para ver si salía un rayo de sol y subía algo la temperatura, pero a pesar de la espera, no dejaba de llover y de hacer frío durante todo el 2013 hasta el momento. Yo le prometí en varias ocasiones a Mikel que cuando él naciera saldría el sol, que aunque no hubiera podido sentirlo a través de la tripa en todo el año lo vería directamente al nacer. Bien, pues el mismo día 2 de junio, cuando él nació, el tiempo empezó a cambiar, hasta que apareció un sol espléndido la mañana en que nos fuimos a casa. En contra de lo que suele suceder con el buen tiempo, ese hecho me hundió, se me vino el mundo encima y solo deseaba que volviera a llover para al menos sentirme más cómoda y no tener que sufrir entonces, además, por la promesa que le hice y que jamás pudo disfrutar.

Nos costó decidirnos sobre qué ropita le pondríamos cuando saliéramos del hospital, esa ropita que nada más llegar a casa guardamos en sus cajoncitos, donde le esperaban el resto de conjuntos, pijamitas... Los días posteriores a su nacimiento fue inevitable pensar qué conjuntito le hubiéramos puesto según amaneciera el día. Era tanta la ilusión que teníamos puesta...

Esa misma tarde vino a vernos Maite, me acuerdo que nos trajo romero y unas flores de su jardín, qué detalle invertir su tiempo en ello... Me hizo una pequeña revisión, todo seguía su curso, al menos no debía preocuparme por puntos ni por el dolor que causan y que te recuerda lo que ya no tienes entre tus brazos. Bastante tenía ya...

Como digo, los días que sucedieron a su nacimiento fueron un continuo enfrentamiento a cosas, lugares, situaciones que iban ocurriendo tan rápido como una cascada.

Nuestra suerte como pareja fue que siempre fuimos de la mano juntos por el mismo camino, algo que fue fundamental para nuestro entendimiento mutuo y la superación. Tiene que ser horrible cuando además de sufrir la pérdida de tu bebé tienes que andar lidiando o negociando con tu pareja. Nosotros no tuvimos dudas acerca de sus cositas. No las queríamos recoger, la habitación estaba montada para recibirle y no pudo ser, pero teníamos claro que queríamos darle un hermanito, por lo que nos limitamos tan solo a cubrir con unos plásticos la cuna y un sillón que habíamos puesto, así como el carrito. No lo desmontamos. La imagen de ver todo tapado fue brutal. Días antes habíamos estado haciendo la cunita para dejarlo todo listo, los amigos habían estado en casa viendo su habitación, todos imaginábamos cómo sería tenerle entre nosotros y las ganas que teníamos de estrenar todas sus cositas junto a él. Fue como si una nube negra se hubiera apoderado de toda la felicidad que irradiaban esos muebles y ahora reflejaran aflicción y desamparo... Dolía mucho entrar en esa habitación, me faltaba incluso el aire, deseaba no tener que ver esa imagen. A pesar de ello, decidí ir entrando poco a poco, todos los días, aunque fuera a abrir la ventana para ventilarla o para limpiar el polvo, y así pude llegar, con el tiempo, a un punto de nostalgia, pero no de sufrimiento, al cruzar el umbral.

Hubo cositas que ya estaban montadas fuera de su habitación, preparadas deseando ser utilizadas, que tuvimos que recoger también. La sillita para el coche estaba puesta desde hacía apenas unos días. No pude ver el momento de retirarla, fueron Ander y su padre los que bajaron al garaje donde estaba el coche a por ella. No fui capaz de presenciar ese momento, ¿por qué no la podíamos utilizar?, ¿por qué Mikel no vivía?... Con algo más de fuerza acompañé a Ander a recoger la bañerita... Todo se encontraba ahora en su habitación, guardado con mucho mimo y cuidado, muy a nuestro pesar, pero esperando ser de nuevo destapado algún día.

Los detalles para Mikel seguían llegando, pues los amigos que tenían algo para su nacimiento nos lo hicieron llegar porque también ellos consideraron que le pertenecía, y no lo podían guardar para otra ocasión o nacimiento porque esos regalos habían sido preparados pensando únicamente en él. Cada uno nos dijo que esa mantita, ese pijama, o lo que fuera en cada caso, se merecía ser guardado con el resto de sus cositas. Fue emocionante ver que la gente tenía una gran ilusión por nuestro pequeñín, pero durísimo tener que abrir los paquetitos sin su presencia. Nos gustó el gesto que tuvieron de querer transmitirnos lo importante que había sido nuestro bebé en sus vidas, no por el regalo en sí, sino porque ese regalo solo podía ser para él. ¡Qué grande fuiste para todos, Mikel!

Menos agradable pero igual de costoso era recibir llamadas de revistas de bebés a las que te suscribes cuando estás embarazada, porque te las ofrecen gratuitamente en las tiendas, para darte la enhorabuena por el supuesto nacimiento de tu bebé. No solo eso, sino que además te premian por ello con pequeños obsequios que recibes en tu domicilio. Recuerdo que la primera vez que me llamaron no fui capaz de reaccionar, de decir la verdad, solo les seguí el rollo hasta que no pude más y les dije que me pillaban en mal momento. La chica que se encontraba al otro lado del teléfono, muy amable, entendió que era un mal momento porque los bebés dan mucho trabajo y por eso no se pueden planear las llamadas, y me dijo que contactaría conmigo en otro momento. Jamás se hubiera podido imaginar que me cogía en mal momento porque tenía que soltar un millón de lágrimas por mi bebé ausente entre mis brazos.

No podemos olvidar que con la llegada a casa comenzaba el posparto, con todo lo que ello conlleva.

Me sentía desgraciada, sabía que tenía suerte por todo lo que Mikel nos había dejado disfrutar junto a él, pero me superaban los sentimientos de desgracia, impotencia, tristeza, desolación, soledad... Me encontraba pasando un posparto sin mi niño; sí, no tenía puntos, algo a mi favor, pero sentía mi periné dolorido, estaba agotada física y mentalmente, estaba manchando los loquios, estaba con las hormonas alteradas por el propio parto, además de por lo que estaba pasando... A veces pienso que no sé cómo no caí en una depresión.

El posparto se suele pasar con tu bebé en brazos, lo cual hace que se minimicen el resto de molestias o problemas que puedan surgir, ya que supongo que se es inmensamente feliz.

Había pasado por un parto, corto pero duro e intenso, natural y precioso, pero no había terminado como había soñado. A partir de ese momento, mi cuerpo de nuevo debía deshacer todos los cambios realizados gracias a los cuales se alojó en mi interior mi chiquitín.

Se suponía que yo debía estar en ese momento dando de mamar a mi bebé y quejándome por cosas propias de mamás primerizas, y no haciendo el duelo a nuestro hijo y sobrellevando el posparto como podía.

Tan solo fueron dos semanas de manchado y de molestias físicas, las dos semanas más largas de mi vida. Casi todos los días venían mi hermana, mi madre o mi suegra para acompañarnos a dar un paseo hasta que mi cuerpo aguantaba. Ander, además de tener que pasar por su propio duelo, tenía que cuidar de mí, sabía que estaba muy vulnerable emocionalmente, aparte de por la pérdida de Mikel, por el baile de hormonas que se producía en mi cuerpo.

Mis pechos debían estar a punto de estallar en ese momento, sin embargo estaban deshinchados y la mayor producción de leche de la que yo fui consciente fueron apenas dos gotitas. Yo no estaba preparada para eso.

Por todo ello no era de extrañar que me pasara los días y las noches llorando, sintiendo que me sumía en un pozo sin fondo del que sabía que saldría, porque así lo deseaba, pero del que no veía ninguna salida por aquel entonces. Todo acababa de suceder, mi mente aún lo estaba asimilando, era mucha información repentinamente. Nos cambió la vida en un solo segundo...

Fue muy duro superar aquello. El apoyo de los que nos querían fue imprescindible para tirar hacia delante. Fue un gran esfuerzo para todos. Tuvimos que guiar a los que querían estar a nuestro lado, ellos también estaban perdidos, les decíamos día a día lo que necesitábamos, porque un día queríamos estar acompañados y al día siguiente nos apetecía estar solos. Fue una época en la que perdí mi sonrisa y mi alegría, me suponía un gran esfuerzo vivir.

Cuando comencé a sentirme físicamente mejor, mi mente también comenzó a ver las cosas algo más grises y no tan negras...

ENFRENTARSE A LA SOCIEDAD

QUÉ DIFÍCIL ES VOLVER DEL HOSPITAL y comenzar una vida para la que no te habías preparado, son muchas cosas que como pareja y como persona tienes que afrontar. Además del posparto sin bebé, de la felicidad, de las ilusiones y de las esperanzas rotas, además de que se te ha ido tu hijo, tienes que dar la cara ante la sociedad.

A todos nos preparan desde pequeños para celebrar los acontecimientos buenos, pero no estamos preparados para mirar de frente las desgracias, porque duelen, es más fácil evitar enfrentarnos a ellas.

Recuerdo una vez que salimos de casa, sería el tercer día tras el nacimiento de Mikel, deseaba con todas mis fuerzas no encontrarme, primero, con ningún vecino en el ascensor y, segundo, no ver a nadie conocido en la calle, no me veía con fuerzas para contestarles la pregunta *¿Qué tal ha ido todo?* al verme sin tripa. Fuimos a casa de Maite para que me hiciera una revisión rápida, nos sirvió para coger algo de fuerza. Ella vive en un pueblecito pequeño donde, como preveíamos, no nos encontramos con nadie conocido, y a cambio pudimos pasear tranquilamente y cargarnos con un poco de energía tras una tarde de charla con ella. Mi deseo parecía que se había cumplido, había pasado todo el día sin tener que dar explicaciones, pero al volver a casa, en el ascensor coincidimos con una vecina, la cual me preguntó si había sido mamá. No pude contestarle, mis ojos se empaparon de lágrimas y Ander solo masculló que se había muerto. Soy consciente de que ella deseó que la tierra la tragara, el viaje del ascensor se le hizo eterno y se disculpó por haberlo preguntado. Yo apenas murmuré que era normal que preguntara.

Al principio sentía incluso miedo de encontrarme con alguien, tenía una inseguridad descomunal cuando iba por la calle, estaba totalmente hundida y deseaba desaparecer, deseaba que, de repente, nadie me conociera, ser una anónima total, como si estuviera en otra ciudad que no tuviera que ver nada conmigo. Yo me sentía mucho más segura si me acompañaba mi marido, más protegida, sentía que el peso de tener que pararme con alguien y responderle no recaía totalmente en mí. ¡Qué tranquilidad me daba poder pasear los dos juntos de la mano...!, como si de esa manera nuestras fuerzas se unieran para poder seguir afrontando una vez más lo que nos deparara el día. No debíamos estar en esa situación, el embarazo había sido envidiable, por lo que en ese momento tendríamos que estar cambiando pañales y no dando explicaciones de que Mikel no estaba con nosotros porque se había ido.

Desde el día uno empezó una serie incesante de situaciones con diversa gente a la que tuvimos que aguantar. Muchas veces pensaba que esto era inevitable y que, como no lo podía cambiar, me vendría bien no esconderme para afrontar la situación, pero en muchos momentos deseaba que la gente estuviera más callada de lo que lo suele estar.

Este es un tema que a la gente le da morbo, y por ello muchos demostraban una gran falta de respeto haciendo preguntas directas sobre el tema. No se daban cuenta de que para ellos lo sucedido era simplemente una historia de la que hablar, pero que para mí era mi vida, mi hijo.

Me molestaba mucho la frialdad de algunos, cómo podían utilizar expresiones como *en un par de meses ya se te habrá pasado...* ¡Ya se te habrá pasado! ¡Por favor, que no estamos hablando de que se me ha muerto el pez! Estamos hablando de mi hijo, MI HIJO.

Sé que la gente casi siempre intentaba decirme las cosas con su mejor intención porque realmente no sabían qué hacer cuando me veían, pero, sinceramente, no necesitaba que me dijeran nada, con un abrazo se dice todo y es mucho más acertado. Esto lo digo porque hay muchas, muchísimas cosas que se mencionan que te hacen sentir un dolor infinito dentro de ti, y encima tienes que disimularlo si quieres ser un poco educada.

No aguantaba que la gente me dijera *no te preocupes, aún sois jóvenes*; primero, *no te preocupes*, ¡cómo me pueden decir eso si he vivido con mi hijo día a día nueve meses y ahora, de la noche a la mañana, ya no lo tengo! ¡Cómo me pueden decir *no te preocupes* si en ese momento era mi mayor preocupación, si lo que estaba viviendo no se lo deseo ni a mi peor enemigo! No sé cómo podían tener la insensibilidad de quitar importancia a lo ocurrido. La relación que tuve con Mikel durante los nueve meses solo la sabemos realmente él y yo, nadie más pudo sentirla, era un vínculo creado que parecía que nadie podía destruir, era amor puro, verdadero. Si a alguien se le muere su pareja, nadie le dice *no te preocupes*, todo el mundo entiende que es algo que te rompe por dentro. Entonces, ¿por qué me lo dicen con mi hijo? ¿Porque no hemos llegado a mirarnos a los ojos el uno al otro? No lo sé, pero el amor que sentía hacia él seguro que era mucho más fuerte que el que se tienen muchas parejas entre sí.

Lo de *sois jóvenes...* estoy más que harta de tener que oírlo. Decidimos ser padres, Ander con treinta y un años y yo con veintinueve, cuando nació Mikel yo ya tenía treinta, pero ¿es que acaso no tengo derecho a sufrir por haber decidido ser madre "joven" para los tiempos que corren? Yo creo que la muerte de un hijo duele igual se tenga la edad que se tenga. Es más, precisamente con treinta años aún te quedan muchos años por vivir y debes plantearte que no quieres vivir el resto de la vida que te queda sufriendo, sino que debes tirar adelante. Debes obligarte a ser fuerte si quieres poder retomar tu vida. Yo, al menos, no me permitía tirar la toalla.

Lo que quiere decir implícitamente la expresión anterior es que *como eres joven, aún puedes tener más hijos*, algo que también es muy habitual decir, y algo que también es muy inapropiado. ¿Es que no se dan cuenta de que tú necesitas hacer el duelo de ese hijo? Mikel era único y ese hueco que nos dejó no lo va a llenar nadie, ningún otro hijo, porque cada uno es diferente y único. Por eso mismo jamás se me ocurriría poner su nombre a otro bebé que tuviéramos, jamás, Mikel es Mikel y no puede serlo nadie más para nosotros. Ya sabíamos que tendríamos más hijos, lo deseábamos más que nadie, pero eso no significaba que el siguiente fuera a sustituir a nuestro pequeñín. Otro hijo desde luego que nos llenaría de felicidad en ese momento, pero no consiento, y jamás consentiré, que nadie le quite importancia al bebé perdido, porque fue lo más importante en nuestra vida.

Hay otra actitud digna de resaltar entre la gente. Entiendo que la muerte intrauterina de un bebé a término es una situación con la que por suerte no solemos encontrarnos, pero a mí me sentaba muy mal cuando, ya pasado un tiempo, me cruzaba con alguien conocido con el que cruzaba la mirada y, sin embargo, hacía como si no me hubiera visto, simplemente pasaba delante de mí haciéndose el despistado para no tener que hablar conmigo. Realmente era una situación dura de afrontar y que se seguía repitiendo después de varios meses, ya que seguía habiendo gente con la que no me había encontrado aún y no sabía cómo actuar al respecto. Me dolía mucho porque esto me recordaba a mi bebé perdido, retornaba a ese fatídico 2 de junio. Quería ser simplemente alguien más, que la gente me tratara de manera normal, como una más de la sociedad..., pero esto me hacía sentir un poco repudiada, bastante llevaba yo dentro como para que además me ignoraran. Supongo que como para cada uno el proceso de duelo es diferente, algunos agradecerían esa actitud, yo misma la agradecía los primeros días, porque era yo la que actuaba así, pues no quería hablar con nadie, quería ser una desconocida, invisible, poder moverme por la calle sin sentir el "miedo" de tener que hablar con alguien que no fuera mi gente. Pero que los mirara directamente a los ojos para saludarlos y que me dieran la espalda... de verdad que me daba pena a mí misma. Soy consciente de que quizás solo fuera miedo, ignorancia, acobardamiento por enfrentarse a mí, por no saber actuar y no saber qué decir, por si me sentaría bien o mal lo que se les pasara por la cabeza..., pero es algo que recuerdo con mucha lástima.

Volviendo a lo del morbo antes mencionado, los había que no me hablaban, pero si me veían por la calle me examinaban de arriba abajo por curiosidad o por chismorreo. Recuerdo perfectamente un día que fuimos Ander y yo a casa de mis padres a buscar a mi hermana. Fuimos en bici, por lo que esperamos a mi hermana en la calle. Justo debajo del edificio hay un bar en el que, por cercanía, muchos vecinos se paran a tomar algo, siempre hay alguno allí. Ese día hacía calor y había unos cuantos sentados alrededor de una mesa de la terraza, y era descarado cómo nos miraban ¡todos a la vez!, como si nosotros no tuviéramos ojos y no nos diéramos cuenta. Intenté disimular, aguantar, pero mi rabia pudo más y les espeté un ¡qué!, tras el que todos, sin decir palabra, giraron la cabeza. No se interesaban por nosotros, solo querían cotillear. Es muy frívolo alimentarse de este tipo de cosas.

Pasar por un duelo así es realmente una situación muy dura, y expresiones como *lo que no te destruye te hace más fuerte* cobran una sabiduría extrema. Pero para llegar a hacerte más fuerte debes sortear una barbaridad de obstáculos inmensos que incluso parecen imposibles de superar. Se presentan multitud de momentos en los que te gustaría que alguien tuviera una varita mágica o una bola de brujería para decirte lo que debes hacer. Acudimos durante un tiempo a un programa especializado en duelo perinatal que oferta el sistema sanitario público en donde vivimos. Allí fui buscando respuestas y una guía de actuación, recomendaciones o algo que me pudiera orientar, pero no fue esto lo que encontré, me di cuenta de que intentaban ayudarme haciendo que buscara las respuestas en mí misma, ya que ellos, los profesionales, tampoco sabían qué era lo que me convenía, porque lo que le sirve a uno quizás no le valga a otro. Solo yo misma me podía auxiliar, socorrer y ayudar.

Supongo que la gente no lo hacía a malas, pero me encontraba con muchísimas situaciones en las que la gente no solo me aconsejaba, sino que me juzgaba por hacer una cosa o la otra, y yo me encontraba dando explicaciones que realmente no debía dar, porque yo y solo yo sabía exactamente por lo que estaba pasando. Mi pareja, que estuvo conmigo en todo el proceso, no sabía ni qué aconsejarme ni qué decirme en ciertos casos, porque dentro cada uno, aunque estuviéramos pasando por lo mismo juntos, tenía sus propias vivencias, sentimientos y emociones, sus propios obstáculos que superar y sus propios miedos. Entonces, si ni los profesionales ni mi pareja, que es la persona que más me podía entender, sabían qué aconsejarme, ¿cómo los demás, que no han vivido ni una millonésima parte de nuestra historia, se permitían el lujo de poder juzgar nuestra actitud?

Recuerdo que llegué a odiar las expresiones *¿qué tal?* y *poco a poco*. Las escuchaba cientos de veces al día, supongo que, una vez más, la gente no sabía qué decir y esto es lo más genérico que se puede decir en estos casos. Pero me superaba, tenía ganas de gritar al mundo *¿CÓMO CREES QUE ME ENCUENTRO? ¿TE CREES QUE NO SÉ DE PRIMERA MANO QUE ESTO ES UN PROCESO LARGO, QUE MI MAYOR DESEO SERÍA DORMIRME Y NO DESPERTAR CINCO MESES DESPUÉS?* Para la gente es fácil decir *poco a poco*, pero para mí, que lo vivía intensamente las veinticuatro horas, estar tan solo un día sin haber llorado era un triunfo al principio. Los días se hacían eternos y deseaba que todo pasara rápido, pero no paraban de decirme *poco a poco*, y me daba rabia porque realmente sabía que debía ser así, aunque para muchos esa expresión se hubiera convertido en una simple muletilla y no tuviera tanto significado como para nosotros. Quería sentirme bien, quería salir aunque fuera un minuto de ese pozo en el que me encontraba metida y con una soga al cuello. Cada peldaño que avanzaba para arriba, para los demás era un pequeño paso adelante, pero para mí, que me había costado un mundo poder subirlo sin mirar hacia atrás, era algo enorme, grandioso; sin embargo, me recordaban de nuevo *eso es, poco a poco.*

Iba poniéndome pequeños objetivos que lograr y superar, me refiero a ir a sitios concretos en los que la gente con la que me iba a encontrar no tenía excesiva confianza conmigo pero me conocían y habían vivido mi embarazo. En realidad no quería volver a ellos. No me apetecía revivir la última vez que estuve en ellos porque había sido con Mikel, así como tampoco quería hablar con nadie. Estos sitios eran, por ejemplo, la panadería, la farmacia, la peluquería... Pero tenía que reencontrarme con esos lugares si quería retomar mi vida, por lo que fui imponiéndome a mí misma entrar de nuevo en cada uno de ellos según fuera surgiendo la necesidad. Me ponía muy nerviosa si pensaba en ello, me entraban sudores y pánico a la vez. Pero era peor pensarlo que pasarlo. "Eres capaz de hacerlo", me alentaba a mí misma. Y lo hacía. A la salida me sentía orgullosa de mí misma, toda una vencedora y con un peso menos en mi mochila.

Luego llegó un punto en el que me veían mejor, porque iba mejorando, gracias a Dios, aunque ello no significara que hubiera dejado de sufrir. Simplemente significaba que la cicatriz se iba cerrando y me dolía menos, quizás de otra manera. En ese momento, mucha gente comenzó a olvidarse de Mikel, sentía en ocasiones que la insensibilidad se hacía patente en comentarios y actitudes y que no se daban cuenta de que yo aún seguía con mi proceso de duelo y que mi bebé sería mi hijo toda la vida aunque nunca lo pudiera abrazar.

Pero todas estas vivencias me hicieron crecer, me hicieron sentirme satisfecha conmigo misma y grande cada vez que superaba los pequeños detalles del día a día en sociedad, que para mí eran montañas descomunales. Aprendí a conectar mucho más conmigo misma, a conocerme y, desde luego, a superar la pérdida de Mikel. Todos los acontecimientos acaecidos fueron necesarios para que mi vida volviera a la normalidad, pero con mi interior crecido y madurado.

LAS PRIMERAS VECES

¡Hay tantas primeras veces que nadie sabía que estaba viviendo pero que a mí me estaban removiendo en mi interior...!

Asumido era por todo el mundo que sería muy duro la primera vez que entrara en su habitación, la primera vez que viera a un bebé y, en mi caso, la primera vez que entrara en mi trabajo así como en la habitación que nació Mikel, pues a lo largo de los nueve meses de espera entablé un vínculo muy especial con mi chiquitín, el cual me acompañaba y tenía presente en cada quehacer diario. Yo le hablaba, le explicaba cosas y sentía que me escuchaba.

Era una sucesión de pequeñas situaciones de la vida diaria pero que para mí, en el momento de vivirlas, suponían un gran reto que lograr. Cada uno individualmente supera las suyas, lo que es un gran reto personal. Pasada la primera vez me sentía más fuerte y orgullosa de mí misma, y hacía que las siguientes ocasiones fueran vividas de otra manera, menos dolorosas y más tranquilas.

Durante el embarazo me estuve dando aceite de rosa mosqueta con aceite de argán en unas estrías que me salieron, jamás lo había utilizado antes. Noche tras noche me untaba con la loción. La primera vez que destapé el bote tras el parto y me llegó el olor, de nuevo me dio un bajón, ya que ese olor estaba totalmente relacionado con Mikel y con ninguna otra situación. Le recordé a él, recordé por qué compré ese bote, cuándo lo hice y cómo compartíamos el ritual de ponerme la loción todas las noches. Continué dándome aceite durante semanas, aunque no tan asiduamente. Cada día que lo hacía recordaba a nuestro pequeñín y me venía la imagen de mí misma con Mikel dentro de mí, hablando con él y disfrutando el momento. Hoy en día, aunque haya pasado ya mucho tiempo, cada vez que quito el tapón y huelo ese aroma me acuerdo de él y del embarazo.

Era agotador tener que volver a pasar el día a día como si todo lo que vivía fuera "nuevo" otra vez, sentir que tenía que empezar de cero, como cuando los niños aprenden a caminar, a hablar, a dibujar, a sonreír…, pero en este caso con un recuerdo detrás que duele cada minuto de las veinticuatro horas del día.

El día 2 de julio del 2013 hubo dos acontecimientos que supusieron golpes duros en mi vida. Uno, hacía un mes que Mikel nos había dejado, un mesecito, qué bonito y qué gracioso debería haber estado por entonces… No podía evitar pensar en ello. Ese mes pasó tan despacio como un año entero, los días eran muy largos y el final de la semana parecía no llegar nunca. Ese primer mes lo contamos por semanas. Fue un mes en el que no dejamos de pensar que tendríamos que estar disfrutando de nuestro bebé, pero este no se encontraba entre nuestros brazos. Fue horroroso, terrible. Estaba pasando las molestias de un posparto, los cambios hormonales que conlleva y sangrando los loquios del parto de nuestro pequeñín. Era su primer cumplemes y él no estaba con nosotros… Y, además, ese mismo día me vino mi primera regla. Eso quería decir que mi cuerpo ya había empezado a funcionar, lo cual era una buena noticia, pero a mí lo que más me pesaba era que mi cuerpo físicamente ya se estaba olvidando de lo sucedido. Mi cuerpo estaba volviendo a la normalidad. ¡Qué tristeza…! Echaba de menos mi tripa, mi bebé, mi felicidad…

Así palo tras palo, situación tras situación… Era demasiado para mi cabeza, y mi mente quería escapar de todo ello, dejar de pensar y no hacer simplemente NADA. Pero era imposible, eso de lo que pretendía escapar se había convertido en mi vida, tenía que hacerle frente y transformarla hasta yo sentirme cómoda con ella.

La entrada al servicio de partos a los cinco días aproximadamente de nacer Mikel fue brutal. Nosotros fuimos sin pensar en el lugar al que íbamos, simplemente queríamos pensar que íbamos a visitar a mis compañeras. Así lo hicimos, cruzar la puerta no fue tan difícil como saludar a todas ellas. Estaba sucediendo precisamente todo lo contrario de lo que debía haber sido con nuestro bebé en brazos. Nos juntamos todos, hubo muchos llantos y lamentos, pero también miles de besos, abrazos y recarga de energía. Nos sentó muy bien. No fue igual cruzar por primera vez el umbral de la habitación donde todo sucedió... Más adelante contaré cómo fue.

Salir a la calle continuaba siendo un momento bastante estresante para mí, no sabía con qué me iba a encontrar ni qué "nuevo" momento tendría que digerir esa vez. Toda mi vida se había convertido en un raro *déjà vu* por el que los recuerdos florecían continuamente y el presente se reflejaba como una terrible pesadilla. De repente era todo nuevo otra vez; sin embargo, todo lo que hacía lo había vivido durante muchos años anteriormente (pasear por el barrio, ir a por el pan, hacer la compra, saludar a los vecinos...).

Volvimos a entrar en la tienda en la que estuvimos aquella mañana del 1 de junio con mi hermana a los quince días aproximadamente de su nacimiento, aquel fue el último sitio donde entramos con Mikel dentro de mí, porque de ahí fuimos a comer y tras ello al hospital. Cierto es que lo viví mejor de lo que me esperaba, teniendo en cuenta el desgarro que teníamos en nuestro interior tanto Ander como yo. Salimos de allí orgullosos, esto no había hecho más que empezar...

Así iban pasando los días en el calendario, y con él días significativos para nosotros que nos hacían volver a caer cuando mejor estábamos.

El primer cumpleaños de nuestra sobrina fue en septiembre, por entonces habíamos vuelto de vacaciones y nos encontrábamos con la cabeza más despejada, pero el recuerdo de la ilusión de que Mikel hubiera estado allí se me vino encima. Todos estaban felices, nosotros, por el contrario, sentíamos más tristeza que otra cosa. Me sentía incapaz de sonreír, me puse a llorar, lo echaba de menos, quería dejar de sufrir, quería disfrutar de la celebración porque era el día de nuestra sobrina, cumplía un año y no se merecía que nadie le quitara el protagonismo. Pasé la tarde tirando. Supongo que todos los presentes estaban al corriente de nuestra situación, pero fue inevitable que en alguna ocasión se les escapara algún comentario sin malicia, pero a mí se me clavó en el corazón como una flecha. Alguien preguntó en voz alta: "¿Bueno, y el nietito para cuándo?". Sentí las miradas de Ander, de mi hermana y de mi madre clavadas en mí, pero yo mantuve el tipo, intenté abstraerme de la conversación que desafortunadamente se había iniciado y no hice nada, simplemente estar allí, quieta, sentada, esperando a que pasara el tiempo y alguien cambiara de tema. Mis padres ya habían rozado con los dedos el tener un nieto varón.

Pero dos meses y medio más tarde, cuando llegó el primer cumpleaños de la hija de unos amigos como pocos hay en el mundo, de nuevo se me puso encima esa nube negra. Nuestro día a día lo llevábamos bastante bien, pero ese fue un momento muy emotivo. Yo había visto asomar la cabecita a esa niña, la ayudé a nacer mientras ya dentro de mí existía Mikel, por entonces yo estaba casi de doce semanas. Tantas veces nos habíamos hecho ilusiones de cómo jugarían juntos... No pude soportar el momento. Ander salió conmigo a la calle a pasear, hacía mucho frío, pero necesitaba airearme, salir de aquel bar donde todos estaban llenos de alegría celebrando un primer cumpleaños que nosotros nunca llegaríamos a disfrutar con nuestro hijo, el nuestro sería todo lo contrario, solo tristeza y añoranza. Lloré hasta quedarme tranquila, estaba cansada de todo, ¿cuándo terminaría tanto sufrimiento? Tras encontrarme mejor quise entrar para abrazar a la niña y a sus padres y poder compartirlo con ellos.

Íbamos de salto en salto, nuestra trayectoria era de subida, pero de vez en cuando venían unos picos que nos bajaban hasta el fondo de nuevo. Aunque cada vez teníamos más armas para resurgir cual ave fénix y saber digerirlo mejor.

El 17 de octubre del 2012 no lo olvidaremos nunca, era el cumpleaños del abuelo de Ander, pero además fue el día que el test de embarazo dio positivo. Un año más tarde, la situación había dado una vuelta de trescientos sesenta grados: el abuelo había fallecido en marzo de 2013 y la felicidad que sentimos 365 días antes por aquel test se había convertido en un recuerdo más con el que lidiar. Fue él, su bisabuelo, el que antes lo conoció... Añoré ese mismo día de 2012, porque me recordó que lo vivimos con mucha, muchísima felicidad e ilusión. Quería volver a sentirme así.

El cumpleaños de Ander es en noviembre, y como en la celebración esa vez estuvimos solo la familia nos sentimos más sosegados. Todos echamos de menos a Mikel, supongo que todos pensamos en él, pero nadie dijo nada. Hubo alegría por poder celebrar un año más juntos y disfrutamos de poder estar en FAMILIA, cómodos, relajados, a gusto.

Estos son algunos ejemplos como otros tantos, como la primera vez que entramos en el restaurante donde con treinta y siete semanas de embarazo estuvimos comiendo o la primera Navidad sin él... Hay tantas primeras veces a lo largo del primer año...

Los primeros meses fueron muy duros. La cabeza se me llenaba de información, de sentimientos y emociones que me saturaban, estaba agotada, a la vez tenía que superar un posparto... Según fue pasando el tiempo, todas las cosas que revoloteaban en mi cabeza sin parar se fueron posando. Pasado aproximadamente medio año ya tenía mi cabeza asentada como si de posos de café se tratara, y de vez en cuando podía ocurrir una circunstancia que hiciera levantarlos al aire como llevados por el viento, era un momento doloroso emocionalmente, pero de nuevo, pasado el día, esos posos volvían al fondo, ese fondo donde toda mi vida los guardaré con mucho amor y delicadeza.

DE NUEVO AL TRABAJO

El 31 DE MAYO, dos días antes de que naciera Mikel, me quedé sin contrato.

A los pocos días de su nacimiento, Ander y yo fuimos a partos a hacer una visita y la supervisora del servicio me dijo que quería hablar conmigo. Tras calmarnos un poco por la emoción que nos invadió, me dijo que quería hablar de trabajo. En ese momento, en vez de pensar que no era momento para hablar de eso, conecté con la realidad. Solo hacía unos días del nacimiento de Mikel y en esos días vivía la situación de la pérdida las veinticuatro horas del día cómo único asunto que entraba en mi cabeza, pero ella me habló del trabajo y me di cuenta de que mi vida tenía que seguir. Hasta entonces, lógicamente, no me había percatado de nada más. A pesar de hablar de ello, lo cual me recordaba constantemente a mi pequeño, me sirvió para desconectar de la pena que me daba a mí misma, y por primera vez hablé de algo que no fuera el "monotema".

Había una compañera en partos que estaba embarazada, tenía intención de cogerse el permiso por embarazo en julio, el contrato de su permiso por gestación me correspondía si yo, tras permanecer los cuarenta y dos días obligatorios por la Seguridad Social de baja, me daba de alta. Era una buena oportunidad, ya que era algo para largo, años quizás. Así que me armé de valor y así lo hicimos. Permanecí de baja las seis semanas obligatorias posparto y fui a la Seguridad Social para darme de alta.

Entrar en la Seguridad Social de nuevo me trajo malos recuerdos, la última vez que estuve allí fue para solicitar una baja por maternidad sin bebé y para informarme de los días que me correspondían. Sobre este tema haré un inciso: a las mujeres se nos respetan las dieciséis semanas íntegras que ofrece el Estado por una muerte intrauterina a término, pero a los padres no se les ofrece ningún día, nada de nada, si quieres te coges en el trabajo los días por defunción. Ander tuvo suerte, su jefe fue muy comprensivo y le dijo que se quedara en casa los días que necesitara, sin más, sin bajas ni devoluciones de horas. Fue un detalle maravilloso. A los quince días decidió incorporarse, lo que le sirvió para comenzar de nuevo su rutina.

El caso es que como sabía que tenía que volver a trabajar pronto, iba haciendo visitas al hospital cada pocos días para ver a los compañeros antes de mi incorporación y pasar el mal rato de verlos antes, y en parte también, y creo que era lo más importante, para enfrentarme a esas paredes entre las que tantos días había pasado con Mikel dentro de mí, para oír los corazones de los bebés que van a nacer, para ver la felicidad de la gente reflejada en la cara cuando van a recibir a un miembro más de la familia y, por supuesto, para enfrentarme a mí misma.

Fue algo que me vino genial, la verdad, cada vez que volvía a casa después de haber estado allí me sentía más orgullosa de mí misma por haber podido permanecer un tiempo en el lugar donde Mikel había nacido y que a la vez era mi lugar de trabajo, y por lo tanto un sitio importante en mi vida.

Muchos me preguntaban si no quería irme a trabajar a un centro de salud, a una consulta, pero en mi interior sentía la necesidad de normalizar mi vida, hasta ese momento mi vida laboral como matrona había sido ejercer en el paritorio y así quería que siguiera, porque me encanta mi trabajo, por una parte, y por la otra porque pienso que debía volver a mi rutina de vida, y era esa. No quería huir. Otra de las razones fue que en la consulta del centro de salud trabajas sola, tú frente a la mujer, en cambio en partos hay más gente, se trabaja más en equipo, y tenía la seguridad de que mis compañeras me iban a apoyar al cien por cien. Me lo demostraron desde el día en que todo sucedió, soy afortunada por tener el equipo de trabajo que tengo a mi alrededor.

Una mañana, antes de comenzar a ejercer de nuevo como matrona, decidí entrar en la habitación donde Mikel nació porque debía encararme con esas paredes que con tanta intimidad recibieron a nuestro retoño. Quería permanecer allí un rato, ver lo que sentía, llorar y desahogarme antes de ponerme el uniforme como matrona. Me quería enfrentar a ello antes de encontrarme a una mujer de parto en la misma cama donde estuve yo, en el mismo sitio, con el mismo monitor. Así lo hice, dos compañeras me acompañaron. Al entrar un escalofrío me recorrió el cuerpo, un sentimiento de añoranza, de tristeza, se apoderó de mí, y entre sollozos de nuevo le eché de menos, a mi pequeñín. Había superado otro reto más, la siguiente vez sería más fácil.

Bueno, tras los trámites gestionados, el día cuarenta y tres empecé a trabajar. Me dedicaba a la profesión más bonita del mundo, pero también era la peor para mí en esos momentos. Aun así, quería seguir dedicándome a ella. Sabía que iba a ser muy muy duro, porque volver a trabajar era la prueba de fuego que debía pasar, pero resultó más difícil aún de lo que podía imaginar. La noche anterior no dormí nada, me tomé dos valerianas para poder conciliar el sueño, pero nada. Sonó el despertador, trabajaba de mañana, estaba nerviosísima, me entraban dudas, no podía dirigirme hacia el hospital. Ander se despidió con un beso y un *ánimo, eres capaz, tú puedes.* De camino me encontré con una enfermera, gran compañera unos años atrás, que se sorprendió al verme ir al hospital. Le dije que era mi primer día y unas lágrimas asomaron en mis ojos. Según crucé la puerta del paritorio me entró un pánico enorme que me paralizó, me sentía incapaz de caminar, era como si mis pies tirasen de mí hacia atrás y yo luchara contra ellos para poder avanzar, me sentía impotente. Pero allí estaban mis compañeras esperando para recibirme entre sus brazos, dispuestas a sentarse conmigo y consolar mis llantos. No hay palabras para agradecer aquello, desde un principio todas fueron totalmente comprensivas y pacientes conmigo. Las compañeras de mi turno me dijeron que me cambiara y que me lo tomara con calma, no era necesario que trabajara ese día. A media mañana acudió al servicio una mujer de parto la cual no hablaba ni entendía el castellano. Me decidí a atenderla. Les dije a las residentes que quería estar sola con ella y fui capaz de enfrentarme al proceso de dilatación. A las 15 horas, cuando salí, tenía un sentimiento interior de grandeza, ¡FUI CAPAZ! Fue extenuante mentalmente, pero allí estuve.

Me pasé la primera tanda de turnos llorando cada vez que cruzaba la puerta, cada vez que ponía un pie en el paritorio deseaba darme la vuelta y marcharme, y a nadie le habría extrañado que lo hiciera, pero una fuerza dentro de mí me decía que debía avanzar hacia delante por el pasillo, debía hacerlo, y a pesar de lo mal que lo estaba pasando lo estaba haciendo bien.

Tras los primeros seis días de trabajo, y durante la libranza tras las noches, tuve consulta en salud mental, necesitaba hablar con alguien que me guiara un poco para saber qué debía hacer, estaba perdida, jamás me había sentido así. Antes de incorporarme pensé que tras una tanda de trabajo sabría si debía seguir trabajando o necesitaba cogerme la baja, pero no resultó así. No sabía por dónde tirar, es cierto que había llorado mares en el trabajo durante esos días, pero paradójicamente dentro de mí sentía que me había venido bien para mi proceso de duelo. Había conectado con la realidad y con mi trabajo. También me había enfadado con Ander porque él venía del trabajo despejado, pero yo tenía la sensación como si todo lo que había avanzado en mes y medio lo estuviera retrocediendo de nuevo. Porque esa terapia de choque me hacía de nuevo llorar mucho, me acordaba las veinticuatro horas del día de Mikel, la herida que ya no sangraba, pero escocía, de nuevo sangraba y dolía aún más. Estaba preparada para trabajar en cualquier otra cosa, pero dudaba de cuál era el camino correcto en mi caso, porque tenía claro que iba a sufrir en el trabajo, pero ¿es que tenía que doler tanto?, ¿era demasiado pronto para partear de nuevo?

La consulta duró una hora, salí de ella más perdida de lo que entré, tenía mucha información agitándose en mi cabeza y no era capaz de entender nada porque no se asentaba. Hablamos de cómo me había visto yo trabajando, de lo que sentía, de lo que yo creía que debía hacer (o sea, ni idea), de mi supuesta fortaleza, de mis compañeras... La especialista me comentó que hasta ahora mis compañeras me habían dado cobijo y que me habían dejado elegir a la hora de trabajar, y me preguntó si yo creía que quizás un día se cansarían y me dirían que había que apechugar, pero yo sabía que no me fallarían.

Transcurridas las horas, esa misma tarde la respuesta me vino sola, sentí que debía seguir yendo a trabajar. Había sufrido mucho, había roto el hielo con mi trabajo, y ya no podía permitirme el lujo de perder ese contacto para comenzar de nuevo. Me había incorporado a los cuarenta y dos días, nadie sabrá nunca si fue pronto o no, pero me tuve que incorporar y con ello decidir. Me puse objetivos muy a corto plazo, simplemente pasar el día a día.

Estuve un mes trabajando antes de coger la baja por una tiroiditis posparto. Durante todo ese mes, mis compañeras de turno no me exigieron nada, al contrario, solo recibí de su parte ayuda, abrazos, comprensión, energía... Fue un mes durísimo en el que mi energía llegaba justa a final de la jornada y en el que lloré y lloré como nadie se imagina.

Cada día iba haciendo pequeños avances, aunque para mí eran enormes. En la segunda tanda de turno logré entrar templada al trabajo, sin llorar, aunque luego durante el turno de trabajo era otra cosa.

Fueron treinta días en los que de cara a sacar trabajo adelante no hice mucho, pero primero debía superar mis obstáculos para poder atender a las mujeres como se merecían. Me propuse ver todos los partos que pudiera, no tocaba nada, no decía nada, pero los veía todos, un mes entero entrando a los partos que llevaban mis compañeras y un mes entero saliendo de ellos en cuanto el niño se echaba a llorar. Era un momento cumbre para mí, el llanto de los bebés me superaba. Ahí se paró todo con Mikel, él no llegó a llorar. Casi todos los bebés necesitan de unos segundos para poder hacer su primera inspiración y romper al lloro, esos segundos no me afectaban, pero no soportaba la imagen del bebé llorando junto con sus padres, esa estampa de felicidad inmensa me superaba. Sin embargo, tras salir del paritorio me sentaba en el sillón de la esquina del control para escuchar al recién nacido, no quería huir, me lo había propuesto como un deber, aunque eso me suponía un mar de lágrimas. Día tras día sentada en la misma esquina, se había convertido en mi rinconcito de consuelo. Siempre acudía alguna compañera para acompañarme en ese momento. Para mí eso era grandioso, el calor que sentía por parte de ellas. Hasta que poco a poco conseguí pasar de las lágrimas a tan solo unos ojos emocionados y, con la escolta de otra matrona, a ejercer el trabajo de atender al primer bebé recién nacido de un parto llevado por otra profesional.

Cada día vivía situaciones que mentalmente me extenuaban, eran un montón de cosas que vivir por primera vez tras la experiencia de perder a mi niño, mi bebito... Entre tanta emoción había momentos para hacer risas: una compañera me dijo que yo había empezado como residente de matrona de año cero, y poco a poco fui subiendo puestos, siempre hay cabida para una sonrisa. A finales de mes me decían que ya casi era una matrona.

A los pocos días de comenzar a trabajar decidí tocar a un bebé. Nada más acariciarlo, el recuerdo tan vivo que aún permanece en mí de la piel de Mikel volvió a mi cabeza, era tan suave... casi como mi pequeñín. Sentí pena, pero fui capaz de decidir yo misma cuándo dejar de estar con él y no mi cuerpo. Fue un gran avance.

Al principio debía vivir de nuevo todas las situaciones que me hacían daño pero que estaban y que estarán siempre en mi trabajo. Si quería seguir dedicándome al trabajo más bonito que hay en el mundo debía hacerles frente.

Los primeros días sobre todo atendía urgencias, mujeres que acuden al servicio de partos de paso, por algún tipo de molestia o problema y que, tras valorarlo, se van a casa. Recuerdo la primera ecografía que vi de una mujer, el corazoncito del bebé latía con energía, algo que como era de esperar me removió por dentro, tenía la ecografía del corazón de Mikel parado grabada a fuego, por lo que fui incapaz de continuar dentro de esa sala, tuve que salir. Salí una vez más llorando, pero convencida de que la próxima vez que viera algo así no me huiría.

Como he comentado, al principio me dedicaba sobre todo a las urgencias, porque supuestamente era lo que menos carga emocional me podía suponer, pero el hecho de no saber lo que me encontraría al abrir la puerta me hacía temblar. Así me fui enfrentando a pequeños obstáculos, pero grandes para mí, como por ejemplo las mujeres con treinta y ocho semanas de gestación, y sobre todo mujeres que acudían porque notaban disminución de movimientos fetales. Un día llegó una mujer que decía que no notaba al bebé, me sentí sorprendentemente templada al escuchar semejante frase, la cual había salido de mi boca tan solo unas semanas antes. Decidí no buscar el latido yo misma, aún no me veía capaz, se lo pedí a una compañera y ella verificó que el bebé estaba tranquilo y bien.

Durante el mes de trabajo no atendí ninguna muerte anteparto, mis compañeras me protegían y yo no me veía capaz aún de acompañarlas porque era yo la que aún necesitaba que me atendieran a mí.

Bastante tenía yo con mantenerme de pie sin temblar en situaciones que me recordaban a mi vida de hacía apenas un mes y medio.

Recuerdo perfectamente una noche en la que trabajé con Maite, ingresó una chica de parto en la misma sala de dilatación donde poco antes me tumbé yo desconsolada. Me superó verla coger la vía a la mujer, fue como si en ese momento viviera una regresión y me viera a mí misma echada sobre esa cama y ella canalizándome la vía para comenzar la inducción. De nuevo regresé a mi rinconcito del control, donde mis compañeras me consolaron y me animaron a seguir para delante.

Unos días más tarde, la última noche antes de coger la baja por la tiroiditis, tuve que ser más fuerte que nunca en el trabajo. Eran las 22.00 horas cuando miré la pizarra en que están apuntadas todas las mujeres que se encuentran en el servicio y por qué. No me pude contener y me puse a llorar cuando vi que había más mujeres de parto que salas de dilatación (seis en total). No podía ser verdad, estábamos las matronas mínimas, tres en total, no me veía capaz, no podía creer que eso estuviera sucediendo. A pesar de todo el trabajo que había, mis compañeras no me exigieron nada, entre ellas dos se dividieron el trabajo y las ginecólogas de guardia me dijeron que no me preocupara porque ellas se ofrecían a llevar los partos. Ese día fue la prueba definitiva del apoyo inmenso que tenía a mi alrededor. Sentí que algo debía hacer, estaba allí "trabajando" como ellas, no podía dejarlas con tal carga, sentí la obligación y el deber de tirar para delante. Se lo debía también a ellas. Saqué fuerzas de donde pude, le pedí a mi angelito que me ayudara y me ofrecí para pasar a quirófano a recibir al bebé de una cesárea, pero no fui allí tampoco sola, una compañera del turno de tarde quiso arroparme y me acompañó para ayudarme, y mano a mano estuvo conmigo hasta una hora más tarde del fin de su jornada.

Esa noche supuso para mí un paso de gigante en mi vida laboral, hubo muchos ingresos, urgencias, partos... Fui capaz por primera vez de separar un poquito mi vida personal de la profesional y de poder dejar mi historia durante unas horas un poco más alejada de mi uniforme. Fui capaz de atender la dilatación de una mujer en la sala número 1, "mi sala", "nuestra sala", aunque con ello no quiero decir que no tuviera que suspirar muy hondo cada vez que cruzaba el umbral de la puerta. Mis compañeras, a pesar de la cantidad de trabajo que hubo, aún sacaban ratitos para preguntarme qué tal iba, en qué podían ayudarme o si necesitaba algo. Y fue entonces cuando "me estrené" de nuevo. Llegada la mitad del turno (las tres de la mañana), el ritmo de trabajo no cesaba, mis compañeras estaban cada una en un paritorio y entonces sonó el timbre. Era una mujer tercípara que venía en estado de parto franco. Me animé a mí misma y fui encargándome de todo con ella, desde la atención personal y profesional hasta el registro de los papeles. Iba bien, me sentía tranquila pero a la vez nerviosa, porque no sabía qué iba a hacer en el momento en el que la mujer quisiera empujar. Decidí ir paso a paso, no pensar demasiado, hasta que el momento llegó. Una compañera se ofreció a atender el parto, pero le dije que quería probarme yo, sabía que sería un parto rápido y fácil, un buen parto para volver a sentir la llegada de un bebé al mundo entre mis manos. Así fue, el bebé nació prácticamente solo, pero yo estuve a su lado, le oí llorar, compartí la emoción y la felicidad de la madre por esa llegada tan esperada y bonita, la suturé, la acomodé en la cama y la despedí en la puerta, acompañada ella de su bebé y yo del mío, que fue el que me empujó a ser capaz de hacerlo. Me sentí orgullosa de mí misma, estallé en lágrimas en nuestra salita. Comenzaba a amanecer, y con ello una nueva yo profesionalmente, había pasado una larga y agotadora noche y había atendido mi "primer" parto. Me sentí toda una campeona.

Es cierto que durante todo ese tiempo noté en mí un cambio que no me gustaba nada, mis compañeras me decían que ya se me pasaría, y eso esperaba, porque no quería convertirme en una renegada. Hablo de la intolerancia que observé que mostraba ante el quejido de muchas mujeres durante el parto. Me costaba escuchar frases como *me muero* por el dolor de una contracción o *sal ya, esta te la guardo*, cuando sentía que lo realmente desgarrador era dar a luz a un hijo sin vida. Son circunstancias difíciles y extremas, pero siempre pienso que ante situaciones desesperadas, medidas desesperadas, y de ahí que muchas mujeres se expresen de esa manera verbalmente. Soy consciente de que el parto es una de esas situaciones, es duro física y mentalmente, por eso no me quería tener en cuenta tal sentimiento de irritabilidad, aunque me costó meses superar aquello. Cada uno se queja de lo que le duele...

Tras el parón que tuve que hacer por la tiroiditis decidí incorporarme a primeros de noviembre, necesitaba que el tiempo se me pasara rápido y sentía la necesidad de volver a mi rutina. Hasta mediados de diciembre no se puso fin a toda la situación médica que me rodeaba.

Según entré por la puerta, sentí que otra Leire diferente estaba en mi interior. Se parecía a mi yo anterior a todo esto. Me cambié y cuando me vi vestida de azul tuve la creencia de que podía hacerme con mi puesto de trabajo y mi uniforme, me sentía fuerte, quería volver a disfrutar de él. Mis compañeras estaban de nuevo junto a mí al pie del cañón. Decidí no ponerme límites y atender a cualquier pareja que cayera en mis manos. Nada más empezar el turno acompañé a una mujer y su pareja en todo el proceso de dilatación, que finalizó con un parto precioso, corto y especial. La pareja no sabía nada de mi situación. Fue algo realmente emocionante, me sentía nerviosa pero capaz, triste pero alegre, pequeñita pero grande... Me emocioné, mis ojos estaban empapados, pero eso mismo me pareció maravilloso, disfruté del milagro de la vida siempre con Mikel en mi mente. Le pedí fuerzas y me ayudó a sacarlas. Comencé de nuevo a creer en mí como profesional, como matrona.

A partir de entonces comencé a sentirme más cómoda trabajando, cada día saltaba una valla más, daba un pequeño paso de hormiguita pero gigante para mí que me iba encaminando a ser la matrona de antes, o mejor.

Claro que cada paso que daba aún me removía por dentro, pero el dolor se fue transformando, me quedaban aún muchos partos en los que llorar con los padres, quizás actuaría así en la mayoría de partos que realizara de ahí en adelante... no me importaba. Había vuelto a creer en mi trabajo en el hospital donde un día vine al mundo, donde mi vida se truncó y creí morir, y donde ahora me sentía renacer. Esas paredes se habían convertido para mí en mucho más que un recinto de trabajo.

Mis compañeras y amigas no se separaron de mí en ningún momento, me ayudaron, me apoyaron, me cuidaron. Gracias en gran parte a ellas pude superarme día a día y volver a tomar las riendas de mí misma como matrona. A todas ellas, muchas gracias.

DE VACACIONES

Era MEDIADOS DE AGOSTO y llevaba un mes trabajando cuando tuve revisión con la endocrino por mi tiroides. Estaba contenta porque ya estaba encauzando de nuevo mi vida, había hecho muchos progresos en el trabajo y fuera de él era capaz de llevar una vida bastante "normal". Mi rutina había comenzado de nuevo. Ander y yo queríamos volver a ser papás, queríamos disfrutar de la paternidad.

La endocrino me comentó que tenía una tiroiditis posparto, o sea, una descompensación de la glándula tiroides. Lo peor fue cuando me dijo que en esa situación estaba totalmente desaconsejado un embarazo, ya que el bebé podría verse gravemente afectado, y que no sabía si se pasaría en un mes o en seis. No me podía dar un tratamiento porque era el propio cuerpo el que debía autorregularse.

No me lo podía creer, en ese momento sentí que de nuevo me iba hundiendo sin saber cómo salir a flote. Me sentía bajo el mar, donde está todo oscuro, y como si me hubieran puesto una bola de plomo para dificultar más la salida. Dicen que Dios aprieta pero no ahoga, pero en ese momento sentí que me ahogaba.

Estaba haciendo día a día un esfuerzo enorme al plantarle cara al trabajo, con todo lo que ello conlleva: las embarazadas, los bebés, la felicidad de la pareja y de la familia cuando el niño nace, los latidos de los bebés durante el proceso de dilatación de las mamás... Me superó. No podía añadir a todo eso el estar pensando que no podía quedarme embarazada. El gran esfuerzo de levantarme cada día con el objetivo de que ese día fuera mejor que el anterior era tan grande que sentía como si un grano de arena más sobre mi "mochila" fuera una duna entera.

Ese día me cogí la baja, solo faltaban cuatro días para que llegaran mis vacaciones pero esta vez no pude hacer el esfuerzo de aguantar.

Necesitaba urgentemente desaparecer del mapa, desconectar, irme de vacaciones con mi marido allá donde nadie nos conociera, donde dejaran de preguntarnos *qué tal*, donde nadie nos mirara con cara de pena, donde poder pasearme sin temor a encontrarme con alguien al que hubiera que dar explicaciones, donde dejar de ver el mismo barrio, la misma gente... Necesitaba bajar el nivel de estrés al que estaba sometido mi cuerpo y poder preocuparnos única y exclusivamente de nosotros mismos.

Por fin el día llegó, teníamos reservada una semana en Fuerteventura, habíamos estado antes y nos gustaba la tranquilidad de la isla y la inmensidad de sus playas. Sabía que había llegado al límite de mi derrumbamiento, pero esto tenía algo a mi favor, que más abajo no iba a caer. Desde que nació Mikel deseaba que el verano pasara rápido, quería volver a la rutina del resto del año y tenía la sensación de que con el inicio de las vacaciones vendría un nuevo comienzo en mi vida y se iba a ir cerrando este capítulo, necesitaba pensar así. Aún quedaban muchas cosas pendientes, resultados del hematólogo, resultados de la placenta y de mi tiroiditis. Pero tanto Ander como yo decidimos dejar "la mochila" en casa, tras la puerta cerrada.

Necesitábamos marcharnos, pero no éramos conscientes del bien que nos haría esa semana en la isla. Fue una semana de desconexión total, nos acordábamos de Mikel, claro que sí, pero dentro de mí abundaba la tranquilidad, me sentía en paz, era feliz con mi marido allí, éramos unos desconocidos totales, había niños por el hotel pero me di cuenta de que no causaban estrés dentro de mí, no me hacían sentir desgraciada, solo me sentía en otra órbita, no quería pensar en nada, quería parar la noria que se encontraba dentro de mi cabeza. Dábamos paseos larguísimos por la playa casi desierta, era un placer la tranquilidad que sentíamos al estar allí. Solo nos preocupábamos de nosotros mismos, eso era lo que realmente necesitábamos y lo hicimos.

Decidimos disfrutar de esos días inmensamente. Está claro que no eran las vacaciones que nos correspondían, en ese momento deberíamos estar disfrutando de nuestro bebito, pero eso no lo podíamos cambiar. Siempre he creído que las cosas pasan por algo y llegan cuando tienen que llegar. Y estamos convencidos también de que las vacaciones que no pudimos coger antes vinieron en el momento oportuno, porque marcaron un antes y un después en muchas cosas y el comienzo de una nueva etapa de sentirnos mejor. Pasamos una semana genial, fuimos con el objetivo de desconectar y lo logramos. Creíamos que era muy importante no cerrarnos en nosotros mismos y no anclarnos en el pasado. Teníamos treinta y treinta y un años y no queríamos pasar el resto de nuestras vidas llorando. Queríamos recuperarnos y estábamos dando los pasos necesarios para conseguirlo. Aún había pasado poco tiempo, sí, pero queríamos intentarlo desde el principio.

En el programa de duelo perinatal al cual estábamos acudiendo aconsejaban a todas las parejas unas vacaciones solos, la pareja, sin nadie más. Aunque el duelo es algo muy personal y cada uno sigue su proceso, ese alto en el camino, los dos juntos para desconectar, es necesario siempre. Pero debíamos ir con el pensamiento y la intención de querer avanzar. No valdría de nada irnos a cien mil kilómetros de distancia pero con la misma actitud. Debíamos creer en ello de verdad.

La inyección de energía que recibimos en ese viaje fue brutal, me ayudó a pensar con más claridad, a hacer mis fantasmas más pequeños. Sentí que la primera etapa de tanto sufrimiento finalizaba. Sabíamos que aún quedaba camino por delante, pero esos días supusieron un punto de inflexión.

A la vuelta ya me veía bastante preparada para ejercer de nuevo, pero pensé que a veces el cuerpo se rebela y te da avisos por algo, y en mi caso pienso que me debutó una tiroiditis posparto para indicarme que quizás debía parar. Debía tranquilizarme y reponer fuerzas, así que decidí ir día a día, decidí no planear lo que iba a hacer mañana ni pasado, aunque tardé más de lo que me hubiera gustado en volver a pisar el paritorio vestida de uniforme, lo cual no ocurrió hasta mediados de noviembre. Y aunque mi tiroides continuaba tratando de volver a su normalidad, yo me incorporé porque necesitaba salir de casa y volver a sentirme ocupada.

MI INTERIOR

Y CON TODO LO ANTERIOR DENTRO DE MI "MOCHILA", ¿cómo lo llevaba yo?

Como he comentado anteriormente, toda mi vida he pensado que las cosas suceden por algo, no es que crea en el destino ni cosas de esas, pero sí que pienso que las experiencias vividas a lo largo de la vida las vivimos porque debe ser así, hay una razón detrás de ello. Con ello no quiero decir que no sean dolorosas situaciones como esta.

Creo que ese es el pensamiento que más me ha ayudado a sobrellevarlo, la pérdida de Mikel supuso un golpe enorme en nuestras vidas pero jamás me he culpado de nada de lo que he hecho o he dejado de hacer. Yo hice durante todo el embarazo lo que consideré oportuno y lo mejor para él. Simplemente creo que mi angelito se fue porque así debía ser, no necesitó tener una vida fuera del útero, vino con otra misión, que quizás fuera la de hacernos felices y enseñarnos todo lo que aprendimos gracias a él, o quizás fuera otra que aún no sabemos.

Me dijeron en muchas ocasiones *¡qué fuerte y qué valiente eres!*, y yo siempre contesté que hasta que la vida no te pone a prueba no sabes realmente cómo vas a reaccionar, y que puedes ser fuerte si te lo propones. No quería pasar el resto de mi vida sufriendo, quería recordar a Mikel siempre, pero no sufrir, el dolor es muy difícil de llevar.

Me pasé el primer mes llorando día tras día, los primeros días casi las veinticuatro horas seguidas, no podía dejar de sentirme tan desgraciada a pesar de saber que esto había sucedido por alguna razón. Dolía mucho, infinito diría, un dolor interior agudo, profundo, punzante, para el que además no existía más cura que el paso del tiempo y mi propia mente. Era yo la que tenía la llave maestra para poder ir saliendo del baúl que estaba en el fondo del mar a miles de kilómetros de la superficie, lo cual es contradictorio, porque para lo único que tenía energía en esos momentos era para llorar, dejarme llevar por la marea y mantenerme apenas viva, nada más.

Había estudiado y me había formado a lo largo de mi carrera profesional acerca del duelo, tanto de lejos como de cerca. Había trabajado como enfermera en el servicio de paliativos, donde encontraba cada día la muerte, había acompañado multitud de veces a los familiares de un hombre o mujer agonizante que pedía que le dejaran marchar, había llorado con amigos, familiares o vecinos de la persona que se acababa de ir... Como matrona había visto sufrir a padres por la lucha de su bebé entre la vida y la muerte, tenía caras grabadas en mi mente de padres de bebés que no llegaron a este mundo con vida...

Esto era algo insólito para mi alrededor cercano, familiar, pero yo como profesional ya había estado en contacto con ese dolor. Sabía las fases de un duelo, sabía lo que se supone que se debe hacer..., pero en ese momento solo era una madre desorientada que acababa de perder a su bebé poco antes de nacer. No sabía nada y no tenía rumbo.

Lentamente fui encontrando la manera de sobrellevar los días, de aprender a disfrutar de las cosas buenas que nos pasaban y de celebrarlas viendo el enorme valor de la vida. Desde entonces pienso que siempre hay cosas que celebrar en la vida, incluso en las situaciones más difíciles. Tener el amor de mi pareja y de la gente a mi alrededor era lo que más merecía ser celebrado. También la idea de poder darle un hermanito a Mikel cada vez me ilusionaba más, así que me concentraba en poder recuperarme pronto y bien para poder lograrlo. Ander me transmitió un pensamiento muy sano, me decía que todo lo que estábamos pasando sería necesario para poder traer al mundo a su hermano y poder disfrutar de nuestra paternidad de una manera inmensa.

A Mikel nadie nos lo iba a poder devolver, por lo que había que mirar hacia delante, siempre hay que hacerlo. Pasado el verano decidí intentar dejar de pensar en qué estaría haciendo yo en ese momento si Mikel hubiera vivido o en qué ropita le pondría un día lluvioso. Decidí dejar de pensar en que la vida que estábamos viviendo no era la que debíamos tener, porque sí era la que debíamos vivir, otra cosa es que no quisiéramos que fuera así.

Al principio se me hacía casi imposible dejar de pensar un solo minuto de las veinticuatro horas que dura un día en lo sucedido y en Mikel. Distraernos era lo que mejor nos venía, por lo que decidimos rediseñar el salón, retomar ese proyecto que iniciamos las últimas semanas de embarazo. Retiramos los muebles viejos que teníamos, pintamos las paredes nosotros mismos... Era algo que nos ilusionaba y nos mantenía con la cabeza ocupada.

Mientras tanto seguía plantando cara a tantos momentos que ortigaban mi interior de una manera indeseable. Sentía una envidia infinita y una pena descomunal cada vez que me cruzaba con un carrito de bebé por la calle, lo cual me hacía sentirme desdichada. No podía con ello, representaba la culminación de un embarazo, algo que yo no había tenido, pues el tiempo se me paró el 2 de junio a las 19 horas cuando recibimos la noticia. Nunca llevaría a mi pequeño en su carrito ni en su mochila paseándole, queriéndole, cuidándole, amándole... Y día tras día, varias veces la escena se repetía. Deseaba ser cada una de las mujeres que me encontraba, al menos ellas tenían a su bebé... Esa sensación, aunque se fue apagando según pasaban los meses, no desapareció del todo hasta que llegó un nuevo embarazo. Hasta qué punto proyectaba mi historia en los demás que llegué a odiar a todas las famosas embarazadas y recién paridas que salían por la tele y en las revistas de una manera extremadamente perfecta y feliz. Parecía que estuvieran por encima del bien y del mal, todo el mundo les alababa cada gesto que hacían, eran adoradas por el público, solo había buenas palabras hacia ellas, como si fueran de un mundo en el que los males y la infelicidad no existieran.

Quería con todas mis fuerzas volver a tener una tripa de embarazada, tener un hermanito de Mikel en mi interior, poder sentir de nuevo la felicidad absoluta... Las embarazadas me daban mucha envidia: *¡qué bien se está con la tripita!, ¡qué bien sienta!, ¡qué felicidad llevas encima!, ¡de qué manera te da igual todo!*, pensaba. También hay que decir que pasé un embarazo envidiable. Pasadas unas semanas ya me imaginaba con otro bebé que no fuera Mikel en mi interior. Soy impaciente y no veía el momento, pero había que esperar. Ander, que es el más calmado y paciente de los dos, siempre me decía que el bebé que viniera tenía el mismo derecho que tuvo Mikel a que su mamá tuviera el cuerpo y la mente preparada para recibirle.

Era muy duro sobrellevar la vida cuando mi alma se había vaciado. Mi angelito me daba fuerzas desde donde estuviera para poder ir pasando hojas en el calendario e ir dejando atrás con ellas cada día un poquito de malestar. El duelo llevaba su tiempo, yo deseé en más de una ocasión dormirme y despertarme a los cinco o seis meses, cuando todo hubiera pasado, porque el camino era difícil, desolador, doloroso.

Concentré mis fuerzas en recuperarme mentalmente, retomé mi afición a las manualidades, me ponía guapa para subirme la autoestima y de nuevo fui poco a poco haciendo más deporte para estilizar mi silueta de nuevo, una silueta que se había perdido durante el embarazo, lo cual me ponía triste porque me recordaba a Mikel. Tenía más kilos que en toda mi vida, mis pechos se habían desinflado, la línea alba seguía conmigo, mi ropa aún no me valía, tardé tres meses en poder ponerme mis pantalones, pero me negaba a ponerme los pantalones premamá. Habría sido demasiado duro. Era verano, así que podía pasar los días con faldas y vestidos hasta que mis pantalones me entraran.

Creo que mi mente quería estar preparada para seguir adelante, jamás tuve pesadillas acerca de lo sucedido; es más, aunque los primeros días aún soñaba que estaba embarazada, enseguida comencé a soñar con la vida que estábamos viviendo en ese momento, o sea, nuestro hijito había fallecido y así se mostraba en mis sueños. En ocasiones tenía sueños sobre otro embarazo, pero también veía con claridad que era otro bebé y que el primero había sido Mikel. Suponía que eso era bueno...

Lo que sí es cierto es que a veces la mente me traicionaba, recuerdo perfectamente que le contaba a Ander al principio que a veces era como si notara las pataditas de él en mi tripa, tan reales como si estuviera en ese mismo instante dentro de mí. Sabía que era imposible, pero había pasado tanto tiempo sintiéndolo que quizás la mente reproducía recuerdos de manera psicosomática... No estaba preparada para que eso hubiera finalizado de repente, sin avisar.

Durante el embarazo hablaba continuamente con mi bebito, se lo contaba todo, a dónde íbamos, qué estábamos haciendo, qué planes teníamos..., por lo que, tras su ausencia, los primeros días, inconscientemente, a veces tendía a hablar en plural, aunque antes de que fuera a articular palabra me daba cuenta de que era otro mal trago de mi mente y de que mi pequeñín ya no estaba allí, ni dentro ni fuera de mí. Estábamos Ander y yo solos, nadie más.

Eran tantas cosas las que tenía que cambiar en mi día a día... Mi rutina había cambiado unos meses atrás, cuando estuve de permiso por embarazo, porque me estaba preparando para recibir entre mis brazos lo más preciado en la vida; pero cuando volvimos a casa sin él me empecé a sentir perdida, no estaba preparada para vivir esa vida, me sentía como un pollo sin cabeza, dando tumbos de un lado para otro sin sentido ni conciencia. Pero debía adaptarme a ella y aprender de ella.

El camino del duelo era una montaña rusa en la que mi estado de ánimo oscilaba continuamente al principio, para luego volverse poco a poco más estable, pero con ciertas subidas y bajadas bruscas de vez en cuando. No había experimentado la muerte de un ser querido tan cercano antes, con lo que aún era un sentimiento más desconocido y nuevo para mí. A veces sentía que las fuerzas y la energía se me agotaban, se me acababan las ganas de luchar, me veía metida en un pozo profundo y oscuro en el que no veía nada, y no necesitaba otra cosa más que llorar y llorar. Pero después, gracias al apoyo de los que me quieren, pero sobre todo de mi marido, remontaba, quería creer en un futuro feliz sin dolores ni penas, tiraba para delante, no había otra. Necesitaba muchos días y noches de llantos y lamentos para que los días de no querer hacer nada más que estar debajo de las mantas (aunque no me lo permitía) fueran cada vez menos, para ver más claros en el cielo y menos nubes.

Era agotador vivir las veinticuatro horas del día luchando, peleando, yendo en contra de mis deseos (esconderme bajo las sábanas)... Es por ello que las inyecciones de energía que la gente me enviaba eran aire puro, ilusión, ánimos y calor. Estando metida en semejante agujero era vital que alguien descolgara el teléfono y nos llamara simplemente para decirnos que un día tan maravilloso como el que había amanecido no era para desaprovechar y nos invitara a dar un paseo, a tomar algo en un bar... lo que fuera para sacarnos de casa y distraernos un poco.

Los pequeños detalles me llegaban a lo más profundo de mi ser. Recuerdo que un amigo de mi hermana, al cual ni conocía, me envió mermeladas caseras que él mismo hacía con su madre para endulzarme así un poquito más la vida. Era maravilloso vivir momentos como ese y ver que nunca estaba sola, que siempre había gente dispuesta a tender su mano y acompañarnos un ratito por el largo camino que recorríamos.

El primer año fue una exposición de acontecimientos y fechas especiales en las cuales Mikel debería habernos acompañado. Según iba pasando el tiempo me encontraba mejor, pero retrocedía al 2 de junio cada vez que me enfrentaba a ciertas celebraciones.

Apenas habían pasado catorce días desde su nacimiento cuando llegó nuestro primer aniversario de boda. La verdad era todo aún muy prematuro, y mi aspecto tanto interior como exterior era el de un árbol viejo y seco. Mikel tendría que haber estado dándonos mucho trabajo, tanto como para habernos casi olvidado de que era nuestro primer año de casados. No estaba. Pero nos teníamos el uno al otro y al amor que sentíamos mutuamente. Por esa misma razón decidimos celebrarlo, habíamos cumplido nuestro primer añito de matrimonio, algo que muchas parejas jamás llegan a vivir. Cogimos los bañadores y las toallas y nos fuimos a comer de pinchos por San Sebastián y a pasear por la playa. Fue una sensación agridulce, nos distrajimos y aireamos, pero la ausencia de Mikel aún pesaba más que cualquier otra cosa.

Iban pasando acontecimientos en el calendario, como los cumpleaños de la familia, días importantes y felices en los que siempre sentía su ausencia.

Al llegar la Navidad no pude evitar sentir añoranza, tristeza... Eran fechas que siempre me habían encantado, pero esa Navidad fue diferente..., nos faltaba nuestro hijo y no íbamos a poder celebrar con él la llegada del Olentzero ni ver la cabalgata de los Reyes Magos con él en la mochila tal como habíamos imaginado. Decoramos la casa como todos los años, porque una vez más no nos permitimos quedarnos encerrados dentro de nuestra concha como un caracol escondido, pero esa vez decoré el árbol de Navidad con lágrimas en los ojos.

El día 2 de cada mes se me clavaba como un punzón en mi interior. El 2 de enero, con la entrada del nuevo año, fue el primer día 2 que pasó de largo sin darnos cuenta. Pasados un par de días se lo comenté a Ander, la fecha que marcaba los siete meses había pasado sin enterarnos. Tanto a él como a mí. Era un gran logro y un gran avance. Con la entrada del nuevo año sentimos que dejábamos atrás la etapa más importante de nuestras vidas. Habíamos madurado, habíamos aprendido y llorado, y entrábamos en una nueva fase que confiábamos que nos traería muchas cosas buenas.

Siempre he supuesto que hay que aceptar las cosas según te van sucediendo, todos llevamos dentro de nuestra "mochila" nuestras propias preocupaciones, dolores, energía... Pero si algo hay que tener claro en la vida es que de todo se aprende, y cuanto más dura es la lección más provechoso es el resultado. Esta experiencia cambió mi ser, me ha hecho ser mejor persona con los que me rodean porque valoro más la vida, la salud, el amor, y nos ha conectado mucho más a Ander y a mí. Y profesionalmente... Mikel me enseñó a valorar mucho más la nueva vida que llega al mundo, y, sobre todo, a saber empatizar más con las parejas que pasan por la pérdida de su bebé para quizás poder ayudarlas un poquito más.

Estoy orgullosa de mí misma por los logros que hice día a día desde el mismo momento de su concepción, así como también lo estoy de él, de nuestro retoño, por todo lo que aportó a nuestras vidas.

Siempre llevo su foto junto a mí, aunque, desde luego, donde siempre lo llevo allá donde vaya es en mi corazón.

QUEDAN PRUEBAS POR HACER

TRAS LA DESOLACIÓN, EL DOLOR POR LA PÉRDIDA, la tristeza y el vacío que me dejó la marcha de mi bebé, vino la búsqueda de los porqués y de las razones de lo sucedido. La gente suele necesitar respuestas para lo que les sucede, una razón que les haga entenderlo, una actuación que se pueda prevenir en un futuro de cara a un nuevo embarazo.

Yo siempre deseé no encontrar nada, tenía tanta seguridad en que Mikel se fue porque no debía nacer... Prefería pensar que había sido una muerte súbita intraútero, y así pensar que no nos volvería a suceder. Ander, aunque también opinaba que sucedió porque así debía ser, necesitaba más que yo encontrar al culpable de su pérdida.

Los estudios para conocerlo comenzaron en el mismo momento que tuvimos a nuestro hijito en brazos, alguien vino a preguntarnos si deseábamos hacerle la autopsia. Aún estábamos digiriendo que sus pulmoncitos no se iban a llenar de aire y debíamos decidir si queríamos que estudiaran su cuerpecito. Pero no tuvimos diferencias acerca de ello, nos miramos y ambos asentimos con la cabeza. Semanas de estudios y resultados nos esperaban a partir de ese momento.

Al mes tuvimos cita con el ginecólogo. Nos esperaba para darnos algún tipo de noticia acerca de Mikel y para continuar con el protocolo establecido. Tal y como afirmó el compañero que nos hizo la ecografía para verificar que Mikel no vivía, aparentemente no había ningún tipo de anomalía macroscópica, ni en Mikel, ni en la placenta, ni en el líquido, ni en las membranas. Visualmente todo era normal, eso decía el primer informe de la autopsia; no obstante, el estudio microscópico de los tejidos y el resto de estudios nos darían una explicación, si es que la había. El médico nos informó de que su cuerpecito estaba perfecto, no se había encontrado nada destacable, pero aún faltaba el resultado del estudio de la placenta. Mientras eso seguía su curso, continuaríamos con el resto de los estudios. Me tuve que hacer una analítica y solicitar cita con el hematólogo para descartar enfermedades de la sangre. Las enfermedades hematológicas suelen dar más problemas en la primera mitad del embarazo, pero ante un suceso como este tan inesperado había que descartar todo lo posible.

Yo le pedí que esto no se prolongara mucho en el tiempo porque quería dar las menos vueltas posibles para dejar que mi mente siguiera su curso. Él asintió, dijo que en un par de meses probablemente habríamos terminado. Duró algo más de lo esperado...

A los pocos días salió el resultado de esa analítica, todo estaba bien, así que fueron buenas noticias porque así ya nos faltaba una cosa menos. Me dieron cita con el hematólogo a principios de agosto, en esa cita él debía solicitar el análisis correspondiente, pero decidí hablar con él antes para ver si podía ir adelantando la analítica y así el día de la cita hablar ya de resultados. Un día de finales de julio fui a buscarlo al laboratorio y tuve suerte, era un hombre muy amable y muy experimentado en el tema y no me puso objeción ninguna, así que volví a casa no solo con el volante de análisis, sino con la sangre ya extraída. En diez o doce días estaría todo, o eso me dijeron...

Llegó el día de la consulta, el médico ya tenía casi todos los resultados menos un par de parámetros. Habíamos descartado casi todas las enfermedades hematológicas posibles en estos casos. El resultado de lo demás se demoró más de lo deseado, ¡un mes! Durante todo ese tiempo yo vivía día a día, deseaba que se acabara todo cuanto antes, necesitaba ir cerrando capítulos... Tenía sin solucionar el resultado microscópico de la autopsia y el de hematología, debía mirar qué tal iba mi tiroides... y mientras tanto intentaba entrar de nuevo en mi vida. Era imposible centrarse en una rutina y en una recuperación cuando aún todas las puertas seguían abiertas.

Mientras esperábamos los resultados pendientes del hematólogo tuvimos consulta de nuevo con el ginecólogo, a mediados de agosto, el cual nos informó de que en la placenta se había encontrado una *endarteritis obliterante*, algo poco común al parecer y que puede llegar a aparecer con ciertos factores de riesgo que yo no cumplía. Estaban desconcertados, no sabían si era la causa de que la vida de Mikel fuera tan corta o no. Quizás sí, pero para mayor seguridad mandarían mi placenta a un experto sobre el tema, la única pega fue que hasta septiembre no pudo hacerse el envío.

A mediados de agosto también fue cuando me diagnosticaron la tiroiditis posparto mencionada anteriormente y la razón por la que cogí la baja. No lo voy a negar, me estaba desesperando, parecía que todo iba muy lento, y eso que soy consciente de que me dieron todas las facilidades posibles.

Llegó el final de mes y con ello el final de las vacaciones, el recargo de energía y los esperados resultados de hematología. Todo estaba bien. Cada paso que dábamos en positivo respecto a los estudios para nosotros era grandioso, significaba quitar una gran piedra de la mochila para poder seguir caminando. Esperábamos que todo estuviera bien, pero hasta que no lo vimos no descansamos.

Pero a pesar de ser pocos los estudios pertinentes, parecían no terminar nunca, y yo deseaba con todas mis ganas que termináramos con todo cuanto antes. Pensé que septiembre sería nuestro mes. Me intenté autoconvencer y me conciencié para comenzar subirme de nuevo al tren de mi vida.

No fue así, en septiembre mi tiroides iba por buen camino, pero la dichosa tiroiditis aún seguía conmigo y la placenta aún estaba en Barcelona.

Ya hacía cuatro meses desde el día 2 de junio y aún seguíamos con temas pendientes. Por fin, a mediados de octubre, llegaron noticias acerca de la placenta. El experto lo tomó como algo que podía ser normal, no le dio mucha importancia, por lo que quizás no fuera la causa de lo sucedido. En resumen, no se encontró ninguna causa aparente de la muerte de nuestro chiquitín. Quizás fue una muerte súbita intraútero, quizás él debía dejarnos y así lo hizo... Las noticias acerca de la placenta no nos causaron ninguna decepción, la verdad, no esperábamos que se nos dijera nada en concreto, por lo que al menos no contribuyó a poner más peso sobre nuestros hombros.

¡Habíamos cerrado un capítulo más! Íbamos logrando apartar todas las piedras que se nos ponían en el camino, era una inyección de autoestima y de energía. Solo quedaba por solucionar mi tiroides y podría volver a vivir lo que deseaba, mi rutina, mi trabajo, y cerrar el libro entero y comenzar otro acerca de la nueva etapa que me brindaría la vida. No veía el momento de que eso sucediera. Los días, a pesar de no parar quieta y estar distraída todo el tiempo, pasaban lentos, uno a uno...

Llegó la consulta de octubre. Traía buenas noticias, pero no exactamente lo que estábamos esperando... Resulta que me encontraba ya en la última fase de la tiroiditis, una fase de hipotiroidismo importante pero que tenía una cosa buena: ¡que ya se podía tratar con medicación! Podíamos actuar por fin y dejar de ser pasivos ante ella. Pero la parte mala traía consigo una espera de dos meses más para que el tiroides se estabilizara por fin y pudiéramos dar por finalizada esta etapa y poder buscar darle un hermanito a Mikel. Dicen que esta etapa, sintomatológicamente hablando, se lleva mejor que la de tiroiditis aguda, pero a mí me sucedía lo contrario. Me encontraba más cansada de lo normal y mi estado de ánimo no contribuía nada. Ander salió esperanzado de la consulta, decía que al menos nos habían dado una fecha para poner el sello a todo, ahora solo faltaba que ese día llegara. Nos hubiera gustado que nos dijeran que ya había pasado todo, que podíamos poner punto y final a esos cuatro largos meses y que podíamos seguir con nuestra vida...

Por entonces yo seguía de baja, salí de la consulta contenta porque iba avanzando, pero desanimada, no podía creer que tuviera que esperar dos meses más para dar carpetazo. Esto era lo único que médicamente hablando me ataba aún a Mikel, y necesitaba romper esa cuerda ya para poder archivarlo todo en mi recuerdo para siempre.

Ese día nos fuimos a comer fuera los dos, Ander dijo que celebraríamos que nos queríamos y que nos teníamos el uno al otro, y tenía toda la razón. Hay que celebrar todo en la vida. Era viernes, nos tomamos toda la tarde para los dos, sin prisas, disfrutando el uno del otro.

Los días siguientes no los pasé con el mejor humor posible, la verdad, estaba haciéndome a la idea de tener que esperar más aún y decidiendo cuándo sería el momento de incorporarme al trabajo. Sabía que sería duro de nuevo, pero necesitaba volver a la normalidad. A los quince días tras la consulta ya me encontré anímicamente mejor, estaba claro que no me apetecía enfrentarme a lo que más me dolía, que era mi trabajo, pero decidí hacerlo. Así pues cogí el alta, me veía con más fuerzas y ganas de volver a mi vida, no quería entrar en una rueda donde todo da vueltas continuamente, y cuanto más tiempo pasa más miedo tienes de salir y volver a coger las riendas de tu vida.

Fue un mes el que estuve trabajando antes de la consulta final. Miraba el calendario todos los días deseando que pasaran las hojas rápido y por fin llegara el día en el que todo esto se iba a terminar. Lo llevé mucho mejor que en julio, desde luego, en parte porque las cosas se iban asentando y en parte porque muchos primeros enfrentamientos ya los tuve en mi primera incorporación y ya los asimilé entonces. Por entonces los padres de Ander decidieron coger una perrita en el pueblo donde vivían, ¡qué bien nos vino a todos! En casa se pasó de hablar de cuándo sería la siguiente consulta a si *Nala* (así es como se llamaba) había hecho esto o lo otro. Nos trajo mucho entretenimiento y alegría. Tal situación influyó también en mis padres y mi hermana, que se involucraron mucho con ella y sentían un aura de ilusión.

Así fue pasando el tiempo hasta que al fin llegó el día. Era 12 de diciembre, hacía un frío terrible, estaba la calle helada, llena de rocío, nada que ver con el calor que hacía el 2 de junio cuando nació Mikel. Había pasado medio año, ya era invierno y aún seguíamos con el episodio sin cerrar. Ese día trabajaba de mañana, salí de casa helada, nerviosa y algo acelerada, nada más llegar me haría la analítica. Así lo hice, en el trabajo todas estuvieron pendientes esa mañana de mi resultado. Eran las doce del mediodía cuando vi el resultado en el ordenador. ¡Increíble! ¡Mi tiroides por fin estaba en rangos normales! Parecía que ese día no iba a llegar nunca pero ¡después de tanto tiempo el día había llegado! Una vez más me eché a llorar rodeada de mis compañeras, pero esta vez de felicidad, era la primera vez que lo hacía en mucho tiempo. No tardé ni un minuto en llamar a Ander para sentir la alegría mutua. Al día siguiente, mi endocrino me lo corroboró. Había salido del trance y al fin mi cuerpo estaba preparado para comenzar una nueva etapa.

Tras algo más de seis meses, 194 largos días de subidas y bajadas, sufrimientos, lloros, dolor, anhelos, aprendizajes, maduración... llegó el momento de la salida, de finalizar con tanta prueba, de sonreír y llorar de felicidad, de retomar nuestras vidas, de darle a Mikel el derecho de llevarlo en nuestro corazón sin que nadie ni nada más nos molestaran. En ese momento me acordé de todos los que habían sufrido y llorado a nuestro lado, de nuestra familia, de los que nos habían aguantado en nuestros momentos de bajón, de los que nos habían escuchado, de los que nos habían animado y puesto una sonrisa en los días oscuros, de los que habían participado también de nuestras subidas, de los que nos habían querido tanto en los malos momentos que nunca nos dejaron sentirnos solos, de los que nos habían entendido, de los que habían sacrificado sus planes para poder estar con nosotros... Pero sobre todo me acordé de nuestro niño, de nuestro gran ángel de la guarda, que estaría orgulloso de nosotros, al que tantas veces le había pedido fuerzas para superar su marcha de este mundo. Miré a mi lado, mi marido me cogía de la mano, nos miramos y nos dijimos todo sin mediar palabra, y por primera vez en mucho tiempo oí que alguien hablaba en pasado. La doctora dijo: "Lo *habéis pasado* muy mal, pero ya está". Comenzó a hablar de nuestra vida a partir de entonces, de la probabilidad de un nuevo embarazo, de lo que haríamos en unos meses. Salimos de la consulta y cerramos la puerta, atrás quedaba un tremendo capítulo de nuestras vidas que jamás olvidaríamos, y tampoco lo queríamos. Pero habíamos conseguido salir de él.

Estaba muy contenta, con ganas de gritar, impaciente por darles la noticia a mis padres, a mi familia y a mis compañeras, que me esperaban con entusiasmo. Era como si un yunque de plomo se hubiera caído de mi mochila, por mi cabeza pasaba alivio, podíamos hacer con nuestra vida lo que quisiéramos porque de nuevo éramos libres y caminábamos muy ligeros. Ese mismo día lo celebramos con una buena comida. ¡Qué contentos estábamos! El 13 de junio de 2013 era la fecha probable de parto de Mikel, y el 13 de diciembre de 2013 acabábamos con ello.

TODOS LOS MIKEL
SON ESPECIALES

Estaba en el trabajo, hablando con una compañera, cuando me dijo:

—¿Ya tenéis nombre?

—Sí, se llama Mikel.

—¿Mikel? ¿Estás segura?

—Sí, ¿pues?

—¿Segura? Nada, solo que debes saber que los Mikel son especiales, no quiero decir que sean malos o raros, simplemente que tienen algo que los hace únicos, yo tengo un hermano que se llama Mikel y así lo presiento.

No sabía cuánta razón tenía en ese momento Mireia, lo descubrí tras el nacimiento de nuestro peque.

Sé que para todos los padres su primer hijo es realmente especial, es el primogénito y con él viven un montón de acontecimientos, sensaciones y momentos que son irrepetibles; con los demás hijos la intensidad supongo que no es la misma.

Pero Mikel era un niño realmente único, y a pesar de lo acontecido solo guardo un sentimiento de amor inmenso hacia él. Le estoy eternamente agradecida por la cantidad de cosas que nos ha dejado experimentar junto él y por todo lo que nos ha enseñado, aun sin haber podido ni mirarnos a los ojos.

Era un niño muy querido por todo el mundo, la gente sentía realmente un cariño muy grande hacia él, y nosotros, como padres, hicimos partícipe desde el principio de su crecimiento a todo nuestro entorno, por lo cual el embarazo fue muy vivido por todos los que nos rodeaban. Le vimos en fotos, en vídeo, vimos como poco a poco, fotográficamente, mi tripa iba creciendo, sus primeras y últimas patadas grabadas sobre la tripa. Todos le hablaban, deseaban verle. En fin, todos pudieron crear su propio vínculo con Mikel.

Recuerdo tras mi incorporación al trabajo, un día en el turno de noche, que una compañera me dijo que la pérdida de Mikel había sido desoladora para todo el equipo de trabajo, y también me dijo que nosotros, como padres, habíamos desprendido tanto amor hacia él que había sido contagioso, que habían disfrutado mucho con ello y que ella en particular estaba agradecida de haber podido ser partícipe de ello. Todos lloraron mucho por nuestro pequeño, aún no le habían visto la cara pero consiguió dejar huella en cada una de las personas que le conocieron.

Mikel supuso un antes y un después en mi vida. No solo por el trágico acontecimiento como madre que he tenido que sobrellevar, sino como persona. Antes de que naciera estaba llena de ilusión por mostrarle el mundo, por estar a su lado en cada momento de su vida, pero jamás pensé que sería él el que tuviera muchas más lecciones que enseñarme a mí. Claro está, esto fui capaz de verlo tras meses de su pérdida, si el 2 de junio me llegan a decir que esto me iba a traer cosas buenas hubiera pensado que era una falta de respeto hacia nosotros y me hubiera parecido que se estaban burlando de mí.

A partir de la pérdida de Mikel, mi visión de la vida cambió, ahora veo las cosas de distinta manera, aprendí a darle a las cosas el valor que se merecen y a valorar enormemente la vida. Solo una vez antes había vivido la muerte de un familiar, la del abuelo de Ander pocos meses antes de nacer Mikel, como he comentado anteriormente. Él disfrutó de la vida al máximo y murió con noventa y tres años. Yo por entonces tenía tres abuelos y el único que me faltaba falleció antes de que yo naciera, con lo cual no tuve contacto con esta faceta de la vida de una manera tan fortuita e inesperada. Sé que lo más lógico es pensar que es mejor no tener contacto con la muerte, pero tras unos meses, con la cabeza mucho más calmada y despejada, y como siempre creo que las cosas pasan por algo, pensé que Mikel estaba destinado a no venir a este mundo, su misión era otra. No sé si su deber fue darnos la mayor felicidad del mundo y poder disfrutar de su amor y del embarazo de una forma admirable y envidiable o quizás fuera otro del que aún no somos conscientes o no conocemos. Vivo la vida con más tranquilidad, soy una persona nerviosa a la que le gusta controlar la situación, pero ahora veo que no lleva a ningún lado crearse mala sangre por nimiedades. Creo que eso es lo que les pasa a las personas mayores, que ya están de vuelta de todo y saben perfectamente valorar lo importante. Mikel me lo ha enseñado de joven y soy dichosa de poder disfrutarlo así el resto de mi vida. La vida es corta, los que tenemos la suerte de poder seguir en ella tenemos el deber de gozarla al máximo y buscar el medio para ser felices.

A lo largo de la vida vas pasando por problemas acorde con cada etapa, y en muchas ocasiones te llevas decepciones con la gente. Pero, sin lugar a dudas, refiriéndome a la gente que nos rodea, esta fue la prueba de fuego. Fueron meses muy malos, y aunque al fin conseguimos encontrar la manera de sobrellevar el día a día hasta llegar al punto de encontrar una gran paz y tranquilidad interior y mental, tuvimos que pasar muchos días y muchas noches horribles. Hubo muchas luchas con mi propia mente y con mi corazón. Muchos días de llantos, de profunda tristeza. Siempre codo con codo, Ander conmigo y yo con él. A lo largo de este duro camino vimos quiénes nos apoyaron incondicionalmente y a quiénes se les llenaba la boca diciendo *estoy para lo que necesitéis*, pero a la hora de simplemente querer salir a tomar algo con esas personas, porque NECESITÁBAMOS distraernos y salir de casa un rato, resulta que tenían infinidad de cosas triviales como prioridad.

Me llevé decepciones de gente de la que no me lo esperaba. Soy consciente de que no es agradable tener que quedar con una persona que está intentando elaborar un duelo por la pérdida de su hijo. Del embarazo solo se habla si el final es feliz, pero casi nunca de casos como el nuestro. Sé que quizás sea una situación en la que la gente no sepa bien cómo actuar, pero de lo que estoy segura es de que la gente que te quiere incondicionalmente está a tu lado, y es simplemente eso lo que necesitas, que estén contigo. Mikel nos enseñó a diferenciar claramente quiénes estaban de nuestro lado, quizás no fueron demasiados, pero son los mejores.

Cuando entablas una amistad que crees que es profunda y sincera, sabes que el amor es incondicional y esperas un "capote" por parte de esa persona, porque confías en ella, porque te has abierto siempre a ella y se supone que va a estar ahí para todo. Es enorme la decepción que te llevas cuando te defraudan.

También los había que se incorporaban cuando ya no era tan incómodo estar con nosotros. Supongo que para los demás no era fácil estar con nosotros cuando llorábamos continuamente acordándonos de nuestro hijo, sumidos en una tristeza profunda y sin ganas de hacer nada. Así que hay gente que reapareció cuando era más fácil quedar con nosotros, o sea, cuando nos encontrábamos mejor; en conclusión, cuando "menos los necesitábamos".

Era verano, una época en la que la gente tiene muchos planes por hacer, los había que aunque estuvieran a muchos kilómetros de distancia estaban presentes a nuestro lado mediante llamadas continuas o mandando mensajes de ánimo, pero los hubo también que se fueron de vacaciones sin dar señales de vida y reaparecieron tras el verano porque era entonces cuando les tocaba volver a casa y retomar sus cosas.

Algunos llamaban cada dos o tres meses diciendo que se acordaban mucho de nosotros, aunque en el fondo creo que eran llamadas para calmar sus propias conciencias. Decían que suponían que lo estábamos pasando muy mal, pero ahí se quedaba todo. Luego colgábamos el teléfono y ellos seguían con su vida y nosotros con nuestra lucha.

Aunque los hay que nos defraudaron, también tengo que decir que hay personas que te sorprenden mucho, y a nosotros nos sorprendió gratamente gente que no esperábamos que luchara tanto a nuestro lado para hacer que nos sintiéramos mejor.

Me di cuenta del cariño inconsciente que proyectaba sobre mucha gente, y es esa gente la que me respondió con una acogida inmensa sin yo esperarlo.

Los que estuvieron con nosotros en todo momento saben quiénes son, y para todos ellos no tengo suficientes palabras de agradecimiento. Se convirtieron en nuestras "muletas". Nos ayudaron a caminar y a ir superando los obstáculos según se nos presentaban, mes a mes, semana a semana, día a día.

Otra cosa sorprendente es que nosotros, como pareja, considerábamos que estábamos muy unidos, y lo estábamos mucho, pero tras esto hemos formado un tándem indestructible. Vivir algo así juntos hizo que nos conociéramos aún más el uno al otro y a nosotros mismos, ya que la vida nos puso a prueba y sacó de nosotros actitudes y armas que no sabíamos que teníamos. Quiero a Ander más que nunca, estuvimos en todo momento el uno al lado del otro, me levantó el ánimo cuando lo necesité, aun necesitándolo él también, me dijo *estás preciosa* cuando más fea yo me veía... No fue fácil pasar un posparto y sobrellevar todos los cambios que se habían producido en mi cuerpo para recibir a un bebé que nunca llegó. Ander fue el pilar fundamental, y siempre permanecimos juntos, no discrepamos en nada, y eso fue clave para poder avanzar.

Fue realmente una experiencia que me hizo madurar como persona, y la decisión que tomé tras lo sucedido de no rendirme me hizo muy fuerte.

Estaba segura de que la maternidad que viviera a partir de entonces con el hermanito que viniera sería realmente especial, y gracias a Mikel la disfrutaríamos mil veces más, con menos preocupaciones y más alegrías, es un lujo que tu hijo nazca sano, feliz y poder disfrutar de ello.

Sé que lo que voy a escribir a continuación suena quizás un poco incongruente, pero poca gente vivirá lo que nosotros vivimos porque, gracias a Dios, la mayoría de los bebés nacen sanos, pero esto que nos sucedió nos enseñó tantas cosas que somos privilegiados de poder ser conscientes de todo lo que nuestro pequeñín nos mostró y sigue mostrando, algo que mucha gente jamás descubrirá a lo largo de su vida. Gracias, Mikel, cariño.

A TI, MI PEQUEÑÍN

Hola, mi angelito,

Cariño, soy mamá, quería escribirte una carta pero he tardado un poco de tiempo porque la verdad no sé cómo plasmar todo lo que siento por ti y todo lo que me has dado. Se me pierden las palabras, te pido un poquito de ayuda.

Peque, eres lo más grande que nos ha dado la vida a papá y a mí, estábamos preparados para cuidar de ti y has sido tú el que has tenido que cuidar de nosotros. Quizás necesitábamos un angelito que nos protegiera siempre y la vida ha querido que fuera así, o quizás se necesitaban más angelitos para cuidar de este mundo loco y alguien nos encargó traer uno.

No pudimos compartir experiencias juntos fuera de la tripa pero lo vivido juntos durante los nueve meses de embarazo ha sido el regalo más maravilloso que se pueda pedir. Nos has hecho inmensamente felices y nos has traído tanto amor... Por eso mamá te estará agradecida toda la vida.

Esta mañana me estaba duchando y recordaba cuando aún estabas dentro de mí y yo te echaba agua por encima, sobre mi tripa, y cómo tú me respondías pataleando con esos piececitos tan rebeldes que nunca paraban. ¿Te acuerdas que papá decía que saldrías futbolista?

Han sido tantos días y meses juntos, unidos, tantos recuerdos creados, tantos momentos vividos... mi bebito...

Mikel, mi vida, te echo mucho de menos, sé que estás bien y que esto debía de ser así, pero no puedo evitar imaginar cómo sería nuestra vida ahora contigo entre mis brazos. Estoy tranquila por-

que sé que fuiste un niño muy feliz dentro de mí y eso me ha impulsado hacia delante en nuestro día a día.

Yo intenté ser la mejor mami del mundo, espero que allí donde estés te sientas orgulloso de papá y mamá, que tan solo intentamos darte lo mejor de nosotros y quererte como a nadie. Cuidarte era nuestra mayor ilusión. Pero tengo que decirte que tú también fuiste el mejor hijo que se pueda desear, muchas gracias por todo lo que nos has dado, mi chiquitín.

Ocupas el mayor hueco dentro de mi corazón, peque, allí donde solo se guarda a las personas que se quieren de verdad para poder estar juntos siempre. Me has cambiado la vida, tu huella dentro de mí es profunda e imborrable. Nunca te voy a olvidar y lo sabes, porque eres en quien siempre confío mis fuerzas y mis deseos, y sé que siempre permanecerás a mi lado.

Ahora otra personita tan especial como tú viene en camino, vas a tener un hermanito/a, o sea, alguien más de quien estar pendiente. Aún quedan meses para poder verle la carita, pero yo ya le he contado que un día tuvo un hermanito mayor que ahora es su ángel de la guarda, que se tuvo que ir pero que siempre estará acompañándonos, cuidándonos, y que nunca dejará que nos pase nada malo.

Prometo mantenerte siempre vivo dentro de mi alma.

Te quiero con todo mi corazón,

Mamá.

UN HERMANITO
VIENE EN CAMINO

EL AÑO 2014 LLEGÓ Y CON ÉL LA NOTICIA de que un hermanito de Mikel venía en camino. Con el comienzo de año, la vida nos brindaba un nuevo episodio de vida y un camino hacia la felicidad que tanto añorábamos y tanto habíamos disfrutado anteriormente. La noticia colmó de alegría a toda la familia, lo necesitábamos, todos habíamos perdido un hijo, un sobrino, un nieto... Fue emocionante. ¡No nos lo podíamos creer! El 17 de febrero nos enteramos de que de nuevo íbamos a ser papás. En aquel momento me sacudió un torbellino de emociones que me hicieron explotar, no cabía en mí, me puse a saltar, a gritar, a llorar..., pero he de reconocer que a la vez sentí miedo de perder al bebé, de sufrir de nuevo...

Físicamente me encontraba genial, algunos días con el estómago revuelto por la mañana pero nada más, parecía no estar embarazada. Ese pánico se apoderó de mí en la primera visita a la matrona. Mis compañeras me ofrecieron varias veces hacer una ecografía para ver que había embrión, pero nosotros no queríamos hacerla hasta que su corazoncito comenzara a latir y así poder ver que estaba todo bien. Por eso llegué a casa inquieta, había ido feliz a la consulta y me había vuelto con la preocupación de si estaría bien o no nuestro "garbancito", porque me habían insistido en hacer una ecografía. Ese día estuve intranquila, pero al día siguiente, tras convencerme de que todo iba genial como debía, decidí cambiar mi actitud. El peque que venía en camino se merecía que no dudara de él teníamos a Mikel cuidándonos continuamente y gracias a la dolorosa experiencia que habíamos vivido me había dado cuenta de que no hay quien mejor te pueda ayudar que tú misma. Yo, junto con mi gente, había sido la que me había agarrado a la cuerda para salir de aquel agujero oscuro, así que de mí misma dependía la felicidad junto a los míos.

A partir de entonces comencé a disfrutar del embarazo tanto o más que en el de Mikel, me sentía ilusionada, feliz, hablaba con nuestro garbancito continuamente, le contaba mis ilusiones, lo que disfrutaríamos juntos cuando naciera, me lo imaginaba escuchándome dentro de mí y fantaseaba con cómo sería nuestra vida a partir del momento de su nacimiento. A las siete semanas de gestación le vimos por primera vez, su corazón latía con fuerza, se le veía tranquilito, en paz, inmerso en su nidito, esperando ser cuidado y mimado. Fue un momento muy especial, muy emotivo, de nuevo una vida se gestaba dentro de mí, dependía de mí... Decidí concederme el derecho de ilusionarme desde el principio, lo que tuviera que pasar pasaría de todas maneras y yo no podía privarme de regalarme felicidad e ilusión.

El primer trimestre pasó mucho más rápido de lo que jamás hubiera imaginado. Llegamos a la ecografía de las doce semanas sin darnos cuenta, y de nuevo otra alegría más, el garbancito se encontraba en perfecto estado. Nuestro pequeñín chapoteaba en el líquido amniótico ajeno a lo que realmente significaba para sus papás, transmitía tranquilidad y felicidad.

Deseaba poder comenzar a sentirlo ya, necesitaba volver a notar la placentera sensación de cuando tu hijito te saluda con sus patorditas... El gran momento tardó en llegar menos de lo que imaginábamos, pues no llegaba a las dieciséis semanas cuando, coincidiendo con el día de la madre, nuestro retoño me brindó el mayor regalo jamás deseado: ¡comencé a sentir sus movimientos! Parecía increíble, era aún muy pronto, pero no había duda, se movía igual que cuando comencé a notar a su hermanito. Le di mil y una vez las gracias, por ser tan bueno con sus papás, se dejó sentir pronto para que estuviéramos más tranquilos, para que pudiéramos disfrutar más todavía de su crecimiento. Nos esperaban unos meses de tremenda ilusión, era una sensación rara, porque seríamos primerizos en tener entre nuestros brazos a nuestro bebé mirándonos, pero no éramos primerizos en cuanto al embarazo; de hecho, acabábamos de pasar por el de Mikel. A pesar de ello vivíamos este embarazo entregados a él totalmente.

A las dieciséis semanas nos enteramos de que nuestro garbancito ¡era una niña! Tengo que confesar que me resultó un poco raro porque estábamos tan acostumbrados a hablar en masculino... Pero fue lo mejor que nos pudo pasar. Era una niña, lo cual nos ayudaría a romper con todo, era un comienzo totalmente diferente del anterior embarazo. Tras pocos días decidimos que se llamaría Nora.

Hasta ese momento nada de Mikel estaba recogido porque teníamos claro que queríamos tener otro hijo, aún teníamos en su armario su ropita, sus cositas... Todo tal y como lo dejamos para recibirlo, salvo el sillón, el carro y la cuna, que estaban cubiertos con unos plásticos. La habitación daba sensación de soledad... Pero tras saber el sexo y ponerle nombre comenzamos de nuevo. Juntos retiramos la ropita de Mikel y la guardamos en una cajita con el mayor mimo que pudimos, como si de una cristalería fina se tratara, ya que con la ropita estábamos depositando en la caja recuerdos vividos, recuerdos que habíamos ansiado tener, sensaciones, sentimientos de amor, de tristeza, de alegría por la nueva hermanita que venía en camino... No todo fue recogido, Mikel existió y no queríamos borrar su existencia, es más, queríamos que nuestra hija supiera desde el principio y con total naturalidad que un día tuvo un hermanito mayor. Por lo tanto, el cuadro de punto de cruz que le hice durante el embarazo con su nombre y las letras de madera que forman MIKEL los dejamos tal y como estaban, y añadimos las letras de NORA y el resto de manualidades que le iba haciendo a nuestra chiquitina (perchas, cestitas, muñecos, cojines...).

Recuerdo la ilusión que me hizo comprarle el primer conjunto de punto a Nora. No estaba embarazada de muchas semanas, pero no dejé que los prejuicios sobre las cosas que pueden pasar en un embarazo me arrollaran, nosotros conocíamos de primera mano la parte más amarga de cómo puede terminar una gestación, y lo que yo tenía claro es que pocas veces en la vida se está embarazada. Creo que hay que disfrutar cada minuto de lo que tu bebé dentro de ti te regala, es quizás el estado de salud de mayor felicidad que la naturaleza nos brinda, y yo no pensaba ni negármelo ni perdérmelo. Como decía, la primera ropita que tuvo fue el conjunto que le pusimos para salir del hospital, una ropita muy especial, no solo por lo delicada que era, sino por todo lo que ello implicaba. Su armario, el que un día fue de Mikel, comenzaba a llenarse de cosas suyas, propias, que compartían espacio con toallas, baberos y pijamas de nuestro angelito que decidimos dejarle en herencia a Nora. Nada de Mikel me traía malos recuerdos, ¡cómo iba a traérmelos si le había querido más que a mí misma! Otra cosa es que al ver sus cosas sintiera añoranza, anhelo... Le echaba de menos, sí, pero le echaría de menos toda mi vida, es mi hijo y un hijo no debe morir antes que sus padres por ley de vida. Además, cada hijo ocupa su huequito en el corazón, cada uno el suyo, nunca uno puede ocupar ni sustituir a otro. ¡Qué ganas tenía de tener a Nora entre mis brazos y mirarnos a los ojos!

Al igual que con su hermanito Mikel, le hablaba, le cantaba, le contaba lo que estábamos haciendo... y dentro de mí notaba una conexión especial con mi princesa. Sentía que me escuchaba, que le gustaba que la mimara y le hablara... Según fue creciendo, esa sensación aumentó, notaba cómo cuando le hablaba, le cantaba o le susurraba, mi voz la calmaba, sentía conexión con ella, me la imaginaba escuchando a mamá y sonriendo...

Las últimas semanas de embarazo fueron duras psicológicamente para mí, veía que el momento de abrazarla llegaba pero necesitaba creer que todo estaba bien. Acudí a urgencias en la semana treinta y seis, nerviosa por estar hinchada, con la tensión más alta de lo habitual (que luego resultó ser debido a mi estado emocional). Mi cabeza le daba vueltas al probable diagnóstico, solo necesitaba que acabara todo ya y poder disfrutar de mi pequeña. Muchas veces le repetía que, aunque mamá estuviera muy contenta de tenerla dentro, necesitaba que el parto se desencadenara en la semana treinta y siete, no quería llegar a la semana treinta y ocho como con el *tato*, ni tampoco que fuera un parto inducido. Pues bien, en la semana treinta y siete y tres días, mi cuerpo comenzó a tener contracciones, me puse de parto y nuestra princesa nació. Fue un parto natural, en el que con cada contracción que sentía se me inundaba el pecho de emoción, de dolor físico pero de alegría, de impaciencia... Fue un regalo de mi pequeño, seguro, un parto por el que cualquier mujer habría pagado por tener. Fui caminando al hospital con mi marido, llenos de alegría y de nervios, parándonos para soplar con cada contracción que tenía. Me puse a llorar nada más cruzar la puerta del servicio de partos, me acordé de la entrada a partos con Mikel... Mis compañeras me recibieron con mucha alegría y de nuevo se nos respetó la decisión de que nos dejaran solos. Fue un parto muy relajado en el que disfruté mucho con mi marido, nos reímos, nos abrazamos, nos dijimos todo con la mirada... La última hora tras romper la bolsa fue la que estuve más agobiada, tenía dolor, sí, pero solo podía pensar en mi niña, en su carita, en su primer llanto... Fueron solo cuatro pujos, ¡cuatro!, pero se me hicieron eternos, y cuando digo *eternos* es ETERNOS, no veía el final, necesitaba que naciera ¡YA! Ander fue el que la tomó entre sus manos y me la puso sobre mí con ayuda de Maite. ¡NO ME LO PODÍA CREER! El final había llegado, tenía entre mis brazos el sueño que tanto habíamos añorado. Ella, tumbada sobre mí, lloraba, abría lo ojos, me miraba... No cabía en mí de felicidad. Ander y yo nos miramos y sin decirnos nada nos dijimos todo. Teníamos al fin una hija viva y sana. Miré hacia arriba para darle a Mikel las gracias por haberme ayudado desde el día en que se fue hasta el 3 de octubre de

2014, cuando Nora, su hermana pequeña, nació. Sé que él estaba allí con nosotros, arropándonos, lo podía sentir.

Con el nacimiento de Nora comenzó una nueva etapa para la familia, una etapa increíblemente deseada. Una etapa en la que Mikel siempre estaría presente para todos nosotros y que, gracias a él, sabríamos disfrutar de una manera muy especial.

Gracias, mi chiquitín, te querré siempre.